LES SOINS DES CHEVEUX

LES ÉDITIONS QUEBECOR
une division de Groupe Quebecor inc.
4435, boul. des Grandes Prairies
Montréal (Québec)
H1R 3N4

Distribution: Québec Livres

© 1988, Les Éditions Quebecor
Dépôts légaux, 3e trimestre 1988

Bibliothèque nationale du Québec
Bibliothèque nationale du Canada
ISBN 2-89089-464-9

Conception et réalisation graphique
de la page couverture: Bernard Lamy et Carole Garon

Impression: Imprimerie l'Éclaireur

Dr Robert Prescott

LES SOINS DES CHEVEUX

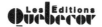

Les Éditions Québecor

TABLE DES MATIÈRES

INTRODUCTION

Depuis quelques années, je m'intéresse d'une façon particulière à la perte des cheveux et à tout autre problème capillaire, et je suis à même de constater que la situation en ce domaine est pour le moins inquiétante. Au Canada seulement, des millions d'hommes (et bien des femmes) déplorent la perte de leurs cheveux, et la plupart en sont malheureux. Plus regrettable encore, j'ai réalisé qu'on manquait d'information sur le sujet. Comment alors comprendre ce qui se passe, être objectif et choisir une solution valable?

En fait, dans ce domaine, chacun essaie de vendre sa salade. Les vendeurs de perruques vantent les mérites de leurs produits, certaines cliniques vous proposent «la solution miracle», la publicité dans les journaux fait état d'une toute «nouvelle méthode»… en attendant la prochaine. Il devient vraiment difficile pour un profane de discerner le vrai du faux, les promesses de la réalité, et de ne pas nourrir de fallacieuses illusions devant telle technique, tel traitement qu'on décrit comme la formule idéale en l'occurrence.

Et l'aspect médical dans tout cela? Comment obtenir toute l'information pertinente sur les médicaments ou sur la chirurgie, qu'il s'agisse de greffe, de lambeaux, de réduction tonsurale ou autre?

J'ai écrit ce livre avec l'intention de répondre au plus grand nombre de questions possible sur le sujet. Nous y parlerons de prothèses et de traitements et également de chirurgie.

On dit que l'alopécie touche, ou touchera éventuellement, 50 % des hommes et de 5 à 7 % des femmes. Je voudrais donc faire un peu de lumière sur le sujet et répondre aux questions que se posent les intéressés en quête de renseignements.

À ceux et celles qui auraient connu des expériences négatives (traitement trompeur, chirurgie mal faite, etc.), je veux redonner confiance et une vue plus optimiste des diverses solutions à leurs problèmes. Car, croyez-moi, ces solutions existent, elles sont valables et disponibles. Il suffit simplement d'être mieux informé si l'on veut faire un meilleur choix et ne pas se laisser leurrer par les imposteurs de tout acabit...

CHAPITRE 1

LES CHEVEUX

CE QU'ILS SONT

Les cheveux, avec les poils et les ongles, constituent ce qu'on appelle les phanères. Ils sont présents chez tous les êtres humains (sauf dans certains cas de maladies génétiques qui présupposent l'absence totale de phanères) à divers degrés, sous différentes couleurs et avec certaines variations dans leur distribution.

Si chez les primates (comme chez les animaux) les cheveux avaient un rôle protecteur à jouer, cette responsabilité ne leur est plus dévolue. Ils font plutôt partie aujourd'hui de la kyrielle de critères que l'on relie à la beauté.

Les cheveux tiennent maintenant un rôle strictement social: la beauté de votre chevelure, le style de votre coiffure, la couleur et la quantité de vos cheveux, autant d'éléments qui influenceront les autres à vous classifier sur une échelle de beauté...

Il n'est donc pas futile de s'arrêter à la question et de réaliser que les cheveux ont un rôle à jouer dans la vie de chacun. Et si vous avez un problème, une solution adéquate ajoutera à la qualité de cette vie!

L'ANATOMIE DU CHEVEU

Voyons d'abord comment est fait un cheveu. Le cheveu est composé d'une papille germinative ou dermale, d'une racine basale, du corps principal, d'une enveloppe interne et d'une enveloppe externe (voir figure 1).

Chaque poil est accompagné d'une glande sébacée (qui sécrète le sébum, huile naturelle qui, en trop grande quantité, rend les cheveux gras et est responsable des pellicules) et d'un petit muscle érecteur qui fait que les cheveux peuvent légèrement se hérisser.

Les cellules qui formeront le poil ou le cheveu proviennent de la papille dermale.

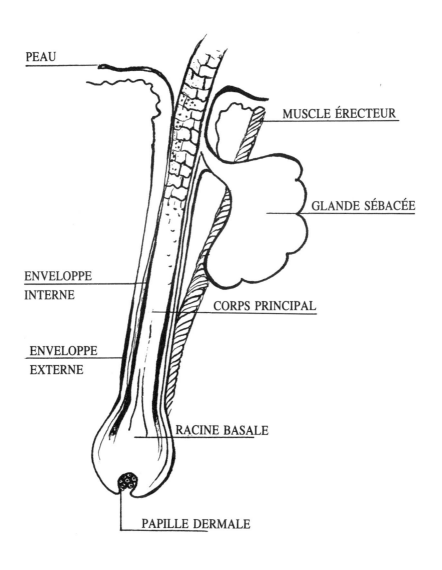

PEAU

MUSCLE ÉRECTEUR

GLANDE SÉBACÉE

ENVELOPPE
INTERNE

CORPS PRINCIPAL

ENVELOPPE
EXTERNE

RACINE BASALE

PAPILLE DERMALE

FIG 1: UN CHEVEU

LA CROISSANCE DES CHEVEUX

Les cheveux connaissent trois phases dans leur croissance:
1- Ils sont fabriqués à partir des cellules de la papille dermale: c'est la phase anagène.
2- La papille va par la suite cesser de fabriquer et le cheveu sera rejeté: c'est la phase catagène.
3- Puis la papille connaîtra une phase de repos: c'est la phase télogène.

Une tête normale contient environ 100 000 cheveux, lesquels tombent au repos à tour de rôle. Une perte de 20 à 80 cheveux par jour est normale.

La phase de croissance (anagène) dure environ 1 000 jours, et la phase de repos (télogène), environ 100 jours. Chez tous les humains, entre 10 et 15 % des cheveux sont donc en phase de repos à quelque moment que ce soit.

Chez les gens qui perdent leurs cheveux, la phase anagène raccourcit alors que la phase télogène s'allonge. Et lorsque celle-ci s'allonge trop, la papille s'atrophie et devient de moins en moins capable de produire un cheveu normal. Il s'ensuit que les cheveux sont de plus en plus fins et poussent de moins en moins vite dans les zones atteintes, comme les tempes ou le dessus de la tête. (Nous verrons pourquoi dans un autre chapitre.)

À noter que, pour être apparente et remarquée, une perte de cheveux doit souvent toucher 50 % de la chevelure normale. En d'autres mots, on peut facilement perdre jusqu'à près de la moitié de ses cheveux sans que cela devienne vraiment visible. D'où le fait que, souvent, les hommes ne vont remarquer leur perte de cheveux que lorsque celle-ci est bien engagée.

LES BESOINS DES CHEVEUX

Comme toute autre composante du corps, la santé des cheveux suppose un état général satisfaisant.

De plus, une hygiène adéquate sera importante pour l'aspect et la croissance de la chevelure. Nous en reparlerons plus longuement au chapitre suivant.

Par ailleurs, les cheveux ne demandent pas d'autres attentions spéciales, telles vitamines, tels minéraux ou autres suppléments souvent proposés et parfois affichés comme une «cure miracle» pour des cheveux abîmés ou dans le cas d'une perte anormale.

À se rappeler que, jusqu'à un certain point, la chevelure est le reflet, en général, de la santé tant physique que psychique de l'individu.

LE RÔLE DE LA DIÈTE

Ajoutons un mot sur la diète, étant donné toute la publicité que l'on fait sur le rôle qu'elle peut jouer dans la perte des cheveux. Certains affirment qu'on peut enrayer la chute des cheveux grâce à certaines protéines, vitamines ou sels minéraux.

On laisse entendre que, malgré l'abondante nourriture qu'on trouve sur nos tables, les gens se nourrissent mal, et les cheveux, comme tout le reste d'ailleurs, en souffrent!

Comme je l'ai dit, les cheveux sont le reflet de la santé en général et une diète adéquate devient alors importante, et aucun supplément, quel qu'il soit, ne s'impose alors.

Mais qu'est-ce qu'une diète adéquate? Les préjugés sur la question sont nombreux. Et beaucoup d'excellentes habitudes alimentaires sont souvent jugées néfastes, sans plus.

Une diète adéquate doit inclure une certaine quantité de protéines (viandes, poissons, noix, oeufs), de légumes et de fruits, une petite quantité de produits laitiers (ou leur équivalent), le tout apprêté au goût de chacun. Je vous réfère au *Guide alimentaire canadien* qui détermine très bien les besoins minimums quotidiens d'un individu.

Et si votre diète est vraiment mauvaise, peut-être que la frêle santé de vos cheveux pourrait vous inciter à corriger vos mauvaises habitudes alimentaires...

Et même s'il n'y a rien de mal à prendre des suppléments vitaminiques et minéraux, commencez toutefois par équilibrer votre régime et ne prêtez pas trop foi à ces suppléments pour enrayer la chute de vos cheveux...

CHAPITRE 2

LES SOINS
DES CHEVEUX

Je l'ai déjà souligné, l'hygiène et les soins apportés aux cheveux sont très importants si l'on veut que toute la chevelure paraisse bien. C'est pourquoi j'y consacre ce chapitre.

L'HYGIÈNE DES CHEVEUX

Une bonne santé commence par une hygiène adéquate. Il en va de même des cheveux. Voici donc quelques conseils pratiques.

1- *Attention à la brosse*. Utilisée de façon normale, la brosse ne causera aucun dommage. Mais en abuser durant des périodes prolongées peut être dommageable. En fait, la brosse exerce une traction sur les cheveux: donc attention à la force qu'on y met et pas de trop longues sessions de brossage. J'ai déjà eu des patients et des patientes qui «s'arrachaient» littéralement les cheveux. De plus, utilisée de façon trop vigoureuse, la brosse peut irriter ou blesser le cuir chevelu. Certains problèmes du cuir chevelu sont en effet dus uniquement à un brossage intempestif.

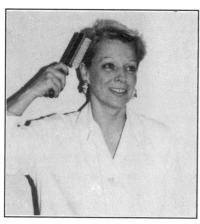
Attention à la brosse!

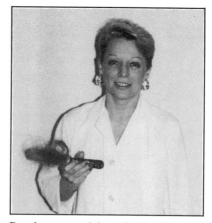
Des cheveux non à leur place...

2- *Le séchoir à cheveux*. Ce qui a été dit au sujet de la brosse vaut également pour le séchoir. Évitez son usage par trop fréquent, car la chaleur fera casser vos cheveux, augmentera la séborrhée et nuira à la croissance des poils. Donc, attention particulièrement à la chaleur qui ne doit pas être trop intense.

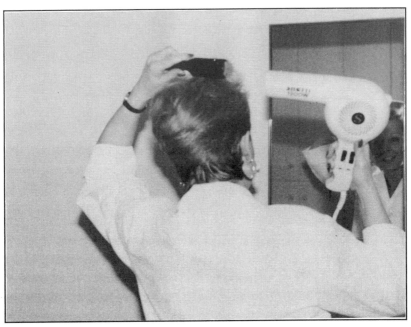

Attention au séchoir!

3- *Les shampooings*. Il est faux de croire que les shampooings fréquents sont nuisibles. Ce qui peut être nocif, c'est le type de shampooing employé. Si vous avez les cheveux gras ou si vous perdez vos cheveux, évitez les shampooings qui contiennent des détergents (et la plupart en contiennent beaucoup). Les détergents incitent les glandes sébacées à sécréter davantage; en conséquence, vos cheveux seront plus gras, moins en santé et, à la limite, leur chute sera plus prononcée. Renseignez-vous auprès de personnes vraiment compétentes avant d'acheter n'importe quel produit. Mais si vous avez un bon shampooing (peu ou pas de détergent) vous pouvez même vous laver la tête **tous les jours** sans danger. Vous vous sentirez mieux et vos cheveux seront plus beaux et moins gras. Si votre shampooing est inadéquat, vous vous sentirez sans doute plus propre, mais bientôt la sécrétion de sébum reprendra de plus belle et, en quelques heures, vous aurez déclenché un cercle vicieux qui s'enchaînera...

LES COLORANTS

Un shampooing colorant utilisé à l'occasion est peu nuisible, mais attention aux décolorants. Si vous avez déjà un problème (cheveux abîmés, perte), celui-ci pourra s'aggraver par l'usage successif de décolorants et de recolorants.

LES PERMANENTES

Comme certaines permanentes peuvent abîmer vos cheveux, la prudence est toujours de mise. Utilisez des produits de bonne qualité.

Les gels et fixatifs sont habituellement inoffensifs.

J'attire ici votre attention sur le facteur personnel. Il est possible qu'un produit quelconque, gel ou colorant, puisse ne pas affecter plusieurs de vos connaissances et être dommageable dans votre cas. Soyez donc à l'écoute de votre corps et de votre chevelure. En d'autres mots, surveillez bien comment se comportent vos cheveux face aux manipulations et traitements que vous leur faites subir. Aux premiers signes d'une réaction négative (détérioration, aspect terne, perte, etc.) révisez votre façon de faire et, au besoin, consultez.

Souvent, le corps et l'apparence sont ce que l'on en fait.

CHAPITRE 3

LA PERTE
DES CHEVEUX

Nous voilà arrivés au coeur de la question. En effet, l'alopécie, ou la perte des cheveux, représente le problème le plus fréquent des cheveux et du cuir chevelu.

Je vous rappelle que 50 % des hommes souffrent ou souffriront de cette affliction au cours de leur vie, à des degrés divers, et que de 5 à 7 % des femmes subiront le même sort, quoique généralement de façon plus diffuse.

LE RÔLE DES HORMONES

La cause la plus fréquente de la perte des cheveux est l'alopécie de type mâle ou hormonale, chez la femme comme chez l'homme, d'ailleurs.

Que se passe-t-il? En fait, en présence des hormones mâles (et les femmes en produisent aussi en petites quantités par les glandes surrénales), les cheveux prolongent leur phase de repos et les papilles dermales s'atrophient progressivement jusqu'à ne plus produire de cheveux du tout. Au début, les cheveux sont plus fins, poussent moins vite, et à la fin il n'y a plus qu'un duvet.

Pourquoi? Pour des raisons purement génétiques ou héréditaires. Certaines personnes viennent au monde avec cette prédisposition (plus ou moins prononcée), dont ils ont hérité, comme la couleur de leurs yeux ou la texture de leur peau. Et l'alopécie ne se manifeste pas avant l'âge adulte ou l'adolescence tardive uniquement parce qu'il n'y a pas d'hormones produites en quantité suffisante antérieurement.

Si certains perdent leurs cheveux tardivement, c'est que leur sensibilité aux hormones (ou celle de leurs cheveux) était moins grande et a pris plus de temps à se manifester. Cela vaut aussi pour le degré de calvitie que chaque individu atteindra et la vitesse de la perte.

Si, chez les femmes, le phénomène est plus fréquent après la ménopause, c'est qu'auparavant les hormones femelles les protégeaient ou protégeaient leurs cheveux. Il en est autrement chez celles qui ont une sensibilité (héritée de leurs ancêtres) plus grande et qui, comme chez les hommes, commenceront plus jeunes à déplorer la perte de leurs cheveux.

LA CLASSIFICATION DES ALOPÉCIES

Afin de bien comprendre les indications des traitements possibles que nous verrons plus loin, il est nécessaire de bien classifier son degré de calvitie car, selon ce degré, certaines approches deviennent possibles alors que d'autres ne le sont pas.

Voici donc la classification proposée par le Dr I.B. Hamilton, dermatologue américain, et à peu près universellement acceptée par les corps médicaux et scientifiques internationaux.

Pour les groupes de I à III, en y regardant bien on voit que la calvitie est surtout à l'avant, à la ligne antérieure des cheveux. Celle-ci recule progressivement. Avant même qu'un individu atteigne le groupe III, il ne peut plus se cacher la vérité: la calvitie est bien engagée.

À mesure qu'un individu prend de l'âge, il est probable qu'il commencera aussi à perdre des cheveux à la tonsure, comme l'indiquent les groupes IV et V.

Les groupes VI et VII représentent une calvitie très avancée, extrême parfois, et dont l'approche devra être différente. Il ne reste plus à ce moment qu'une couronne plus ou moins mince. À noter que la perte totale des cheveux n'existe pas, sauf dans certaines maladies rares. Et ceux qui se promènent le crâne complètement dénudé le doivent habituellement au rasoir.

Environ 95 % des chauves se retrouvent dans les groupes I à VII de la figure 2. Mais des cas moins fréquents, désignés comme «variations de type A» sont illustrés à la figure 3.

Comme on le voit, une calvitie peut se développer de bien des façons. Et il devient important aussi, quand on choisit une

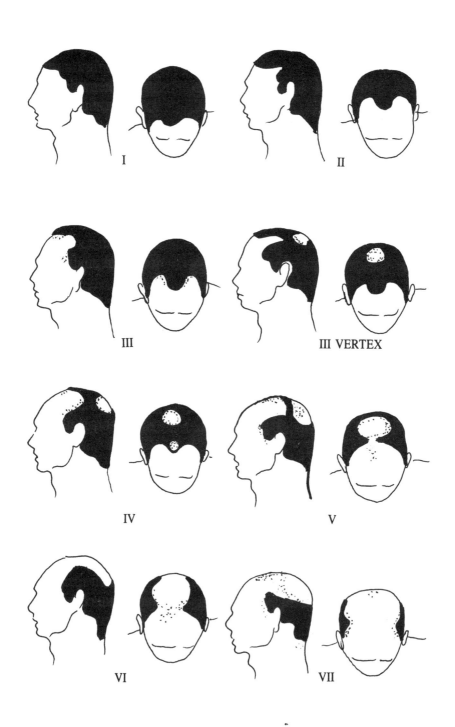

FIG 2: TYPES DE CALVITIE

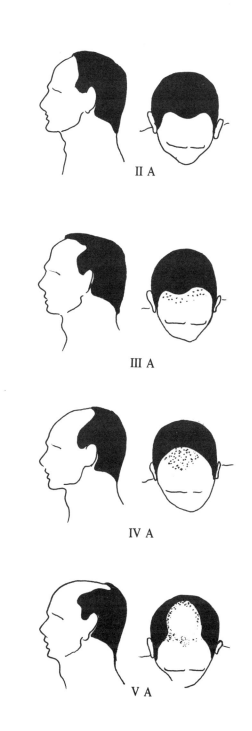

II A

III A

IV A

V A

FIG 3: TYPES DE CALVITIE: VARIATIONS

solution (telle une greffe), de prévoir autant que possible l'avenir et le degré de calvitie qu'atteindra éventuellement un individu. Pour ce faire, deux critères sont importants:

1- L'âge du patient: à quel âge a commencé la calvitie et quel en est le degré atteint à l'âge actuel.

2- L'hérédité: le portrait de la famille peut aider à prévoir et à prédire.

LES TYPES D'ALOPÉCIES

Nous venons de décrire les alopécies de type mâle ou hormonal.

Il existe toutefois d'autres facteurs qui causent la perte des cheveux, bien que plus rares. En fait toutes les autres causes réunies représentent moins de 1 % des cas de perte de cheveux.

Nous allons toutefois en dire quelques mots. Cela permettra à chacun de faire la part des choses et de mieux interpréter son propre problème.

1- **L'alopécie aerata**

Après l'alopécie de type mâle, celle-ci constitue la forme la plus fréquente de perte de cheveux.

Elle consiste en une perte par plaques.

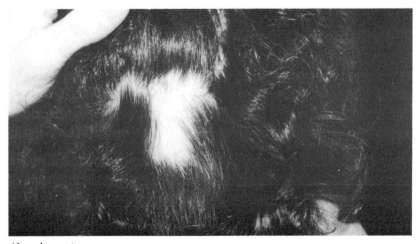

Alopecia aerata

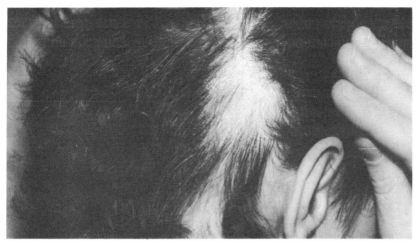
Alopecia aerata

Ces plaques peuvent être nombreuses, avoir tendance à s'agrandir, et même à se rejoindre éventuellement.

Personne n'en connaît la cause. On croit qu'il s'agit d'une maladie psychosomatique, c'est-à-dire d'origine nerveuse. Certains souffrent d'ulcères d'estomac, d'autres développent l'alopécie aerata.

Ces cheveux repoussent toujours. On ne peut cependant prévoir dans combien de temps. Parfois au bout de quelques semaines, parfois après deux ans ou plus. Il peut aussi y avoir plusieurs épisodes au cours d'une vie, généralement déclenchés par un stress!

On connaît peu de médicaments très efficaces pour combattre cette maladie. On obtient toutefois certains résultats avec les infiltrations répétées de cortisone (cela est sans danger). J'ai aussi obtenu des résultats intéressants avec les gouttes de minoxidil (appliquées matin et soir).

2- L'alopécie totalis

Celle-ci consiste en une perte totale des cheveux, habituellement accompagnée de la perte de poids corporel. Cette condition demande une attention médicale très spéciale et tout porteur devrait voir un médecin pour investigation.

3- L'alopécie médicamenteuse

Je réfère ici à la perte des cheveux causée par les traitements pour combattre le cancer. Ces médicaments anticancéreux provoquent en fait une mise au repos simultanée de tous les cheveux. Cette condition est passagère et, comme tous le savent, habituellement les cheveux repoussent entièrement. Dans l'attente de cette repousse, une prothèse ou perruque constituera un excellent moyen de temporiser et de camoufler.

4- L'alopécie traumatique

Cette désignation fait appel à un «tic» qu'ont certaines personnes de tirer continuellement, en la tournant, une même «couette» de cheveux. On parvient ainsi parfois à créer de petites zones avec peu ou pas de cheveux...

Certains types de coiffure qui exercent une traction continuelle peuvent aussi créer des zones d'alopécie.

Dans les deux cas le traitement est simple: mettre un terme à la manie ou à la coiffure. J'ai déjà vu un jeune patient qui, dans un tel cas, avait nécessité les soins d'un psychiatre...

5- L'alopécie cicatricielle

Il s'agit en fait de zones sans cheveux, par suite d'accidents, de brûlures, de coupures, etc.

Le traitement consiste dans l'excision de ces zones, ou la greffe, selon l'étendue de la zone ou des zones découvertes. Parfois la combinaison d'excision et de greffe constitue la meilleure approche.

6- Les teignes et infections

Les teignes, comme certaines infections, peuvent entraîner une perte de cheveux. Le traitement consiste à lutter contre l'infection.

Si cette infection persiste trop longtemps, une perte permanente peut en résulter. À ce moment le traitement sera le même que celui auquel on a recours pour toute calvitie: le port de la prothèse ou la chirurgie.

7- Les maladies du cuir chevelu

Notons enfin que certaines maladies du cuir chevelu (tel un psoriasis important) peuvent causer la perte de cheveux.

Dans tous ces cas, une consultation médicale s'impose et le traitement doit commencer le plus rapidement possible si l'on veut éviter un dommage permanent.

CHAPITRE 4

OPTIONS DEVANT UNE PERTE DE CHEVEUX

Vous avez un problème, vous perdez vos cheveux et vous ne voulez pas continuer à vivre avec une chevelure qui s'amincit de plus en plus et une ligne frontale qui recule continuellement. Vos raisons peuvent être esthétiques, sociales, économiques ou psychologiques.

Et s'offre à vous une avalanche de moyens que vous proposent les journaux, les revues, la télévision, ou encore des amis, des soi-disant «spécialistes», etc.

Devant tous ces «miracles» en perspective, vous êtes un peu perdu. Pour vous aider à y voir clair, j'ai voulu faire ici une récapitulation de tout ce que j'ai rencontré à ce sujet dans les médias.

LES STUDIOS CAPILLAIRES

Certains studios capillaires annoncent, à grand renfort de publicité, qu'ils ont «la solution» à votre problème de perte de cheveux, allant même jusqu'à affirmer être «les seuls» à posséder «le secret».

Vous verrez souvent dans cette publicité des expressions comme «les seuls au Canada», «la vraie solution», «les vrais spécialistes», «finis vos problèmes, nous avons la solution», «après l'Europe, chez nous en exclusivité», etc.

Attention! Ces «spécialistes» et autres prétendus spécialistes sont des non-médecins dont, pour certains, la formation est plus que minimale. Leurs connaissances sont souvent presque nulles et ils dissimulent leur ignorance derrière quelques mots savants, puisés ici et là et appris par coeur, et répétés de façon à vous éblouir et à créer un climat favorable à leur vente.

La technique de certains de ces studios repose sur des shampooings et sur diverses lotions qui ont certains mérites, mais qui, à long terme, **ne peuvent arrêter la perte des cheveux**.

Certains utilisent massage et chaleur, croyant que la perte des cheveux est due à un manque de circulation sanguine. Donc, en améliorant ainsi cette circulation, on espère parvenir à enrayer cette perte. Or cette théorie de la pauvreté ou de l'insuffisance de circulation est maintenant complètement rejetée par le monde médical et scientifique. Il a été prouvé, comme on l'a déjà expliqué, que la perte des cheveux est due à l'influence des hormones mâles sur des follicules déjà sensibilisés, qualité que l'on hérite de ses ancêtres (condition héréditaire).

Pourquoi alors ces studios obtiennent-ils certains succès? L'une des raisons en est sûrement les «fausses réussites». Comme la perte des cheveux vient par périodes, suivies de périodes de stabilisation, il suffit de tomber à peu près au bon moment (celui de la période d'accalmie) pour que le patient croie au succès du traitement et devienne une bonne source de références. Et à la prochaine période de chute, il reviendra à la charge pour d'autres traitements jusqu'à sa prochaine période d'accalmie, et ainsi de suite, toujours confiant de l'effet positif des traitements reçus.

Je dois ajouter, cependant, que certains de ces studios agissent de bonne foi. Ce ne sont pas tous des fraudeurs. Et certains de ces traitements peuvent avoir un effet bénéfique quant à la qualité et à la repousse des cheveux.

L'important, c'est que le patient ou la patiente ne soit pas induit en erreur et que, tout en connaissant les améliorations auxquelles il peut s'attendre, il soit aussi informé des limites de son traitement.

Je travaille moi-même en collaboration avec certains studios et j'ai rencontré nombre de patients et de patientes heureux des résultats obtenus.

En résumé, méfiez-vous de ceux qui vous promettent des miracles, un recul des ans, une restitution de votre jeunesse, et n'hésitez pas à poser des questions et à **magasiner** avant de dépenser votre argent.

LES POTIONS MIRACLES

«Lotion éprouvée dans l'Europe de l'Est»...
«Le secret de la médecine hongroise»...
«Directement des laboratoires X de Paris, la vraie solution»...

On pourrait multiplier les exemples de ces annonces qui vantent les mérites d'une «potion miracle» quelconque pour arrêter la perte des cheveux ou, mieux encore, les faire repousser.

Il y a, en fait, bien peu de chances qu'une telle publicité soit véridique. Moins de un cas sur un million. Toutes ces potions, habituellement, n'ont aucun support scientifique.

Il est vrai que dans le passé, *certaines* lotions ont amené une *certaine* repousse chez *certains* sujets, mais, le plus souvent, cette repousse était minime et temporaire.

Avant d'acheter tout produit miracle, attendez qu'il ait fait ses preuves! Scientifiquement, il n'existe pas de «potions secrètes». Quiconque trouvera un jour cette «potion magique» aura devant lui un marché potentiel de dizaines de milliards de dollars par année (50 % des hommes, de 5 à 7 % des femmes). Pour cette raison économique, les études appropriées, et surtout les résultats, ne tarderaient à se faire connaître dans le monde entier.

De plus, rappelons que plusieurs grosses compagnies pharmaceutiques internationales, conscientes d'un tel potentiel financier, font constamment des recherches sérieuses et dépensent des millions en vue d'arriver peut-être un jour à trouver quelque chose de valable. (Les quelques résultats obtenus à ce jour seront expliqués plus loin.)

LES TRAITEMENTS MÉDICAUX

Et ceci nous amène justement à ce qui suit.

La première découverte réelle à ce jour dans le domaine de la perte des cheveux est toute récente. Il s'agit du «minoxydil» qu'on doit à la compagnie Upjohn.

Ce produit consiste en une solution non huileuse que l'on applique quotidiennement matin et soir sur le cuir chevelu sec. Cette application ne commencera à donner des résultats qu'après trois ou quatre mois, mais ceux-ci iront en s'accroissant sur une période de neuf à douze mois, pour ensuite se stabiliser. Et pour maintenir les résultats obtenus, on devra continuer d'appliquer les mêmes gouttes pour le reste de la vie.

Le minoxydil donne des résultats dans environ un tiers des cas traités, les chances étant meilleures si le patient est plus jeune et la calvitie moins prononcée. D'après mon expérience, les résultats sont supérieurs chez la femme. J'ai aussi vu des patients chez qui le résultat était dramatique: une chevelure doublée. Mais c'est la minorité et, pour le savoir, il n'y a qu'une voie: l'essayer.

En médecine on utilise aussi depuis plus longtemps les hormones femelles et les stéroïdes pour stopper la chute des cheveux. Utilisés sous forme injectable par exemple, comme le fait une grande clinique à la réputation internationale de New York, les risques et effets secondaires sont presque inexistants et les résultats souvent très intéressants. J'ai moi-même utilisé ces méthodes avec satisfaction. Il faut toutefois signaler que ceci est temporaire (l'effet étant présent lorsque le produit est présent et disparaît lorsque le produit est métabolisé), ces traitements devant être répétés à intervalles (2 à 3 mois) et que le tout est encore considéré comme expérimental malgré ses 20 années d'utilisation.

LES PROTHÈSES CAPILLAIRES

Il y a toutes sortes de prothèses capillaires, de toutes qualités, comme il y a toutes sortes de prothésistes ou vendeurs.

Une bonne prothèse nécessitera souvent un déboursé qui dépassera facilement mille dollars, pour une prothèse faite sur mesure.

De plus, dans ce domaine, la qualité a beaucoup changé au cours des dernières années et l'on est maintenant en mesure d'offrir des pièces de qualité et d'apparence très acceptables, dont l'esthétique se rapproche parfois à s'y méprendre des vrais cheveux.

Il existe des prothèses complètes, des demi-prothèses et des volumateurs qui n'ont pour but que de donner du volume sans que l'on ait à couvrir les cheveux déjà existants. Le tout peut être ajusté aux besoins du client et corrigé selon l'évolution de la calvitie.

Plusieurs individus trouveront une réponse très satisfaisante à leur problème de calvitie dans les prothèses capillaires. Et je considère personnellement que, pour qui ne veut pas se soumettre à une chirurgie (greffe par exemple), elles représentent une alternative très valable.

Adressez-vous alors à une clinique capillaire valable et respectable, soyez prêt à y mettre le prix au départ, à en payer l'entretien par la suite, ainsi que le remplacement périodique. Une prothèse faite de cheveux humains (plus fragiles), par exemple, ne durera généralement pas plus de deux ans. On utilise maintenant de plus en plus de fibres synthétiques (qui s'apparentent à s'y méprendre aux vrais cheveux) à cause de leur durabilité et de leur facilité d'entretien.

Le sujet est suffisamment important pour que, dans le but de mieux éclairer le lecteur, j'y consacre tout un chapitre à la fin de ce livre.

LE TISSAGE

Le tissage est une technique particulière de fixation des prothèses.

Au lieu d'utiliser de la colle ou des rubans adhésifs, la pièce est fixée solidement aux cheveux à l'aide d'un anneau d'ancrage. Cet anneau est attaché à la lisière supérieure des cheveux qui restent et la prothèse est attachée à son tour à l'aide d'un fil à cet anneau d'ancrage.

L'intérêt de cette technique est de permettre l'arrimage solide de la prothèse et de faciliter ainsi l'exercice, la pratique des sports, etc., sans craindre un décollement accidentel.

Le tissage comporte certains désavantages:

1- Le coût est plus élevé.

2- Les cheveux auxquels est attaché l'anneau d'ancrage peuvent être arrachés si la traction est trop forte.

3- Au fur et à mesure que ces cheveux allongent, la prothèse devient moins solide et un nouvel ancrage doit être effectué périodiquement, ce qui implique des coûts additionnels, puisque cela doit être fait à la clinique capillaire.

4- Comme toute méthode de fixation permanente ou semi-permanente, cette technique empêche le patient de se laver sous sa prothèse, d'où l'accumulation de sébum et de pellicules et une possibilité d'un léger inconfort ou même la nécessité de réancrer plus souvent pour permettre un nettoyage du crâne.

LES IMPLANTS

Il s'agit ici encore d'une méthode de fixation permanente d'une prothèse capillaire.

Elle consiste à passer un fil chirurgical directement dans la peau du crâne tout autour de la tête. Puis la prothèse sera attachée à ce fil, à l'aide d'un autre fil, à tous les endroits où il sort de la peau.

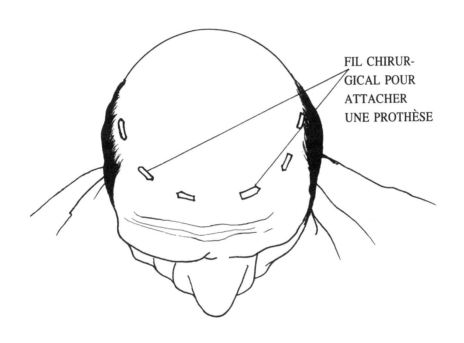

FIL CHIRUR-
GICAL POUR
ATTACHER
UNE PROTHÈSE

FIG 4: L'IMPLANT

Cette technique donne un ancrage permanent.

Les désavantages sont les suivants:

1- Les réactions au fil chirurgical. Les fils ainsi passés dans la peau du crâne amènent très souvent une réaction de la peau car il s'agit d'un corps étranger qui, comme tout corps étranger, est sujet à rejet et infection. Il s'ensuivra une supuration (formation de pus), rougeurs, cicatrices vicieuses, et même douleurs et déchirures de la peau par le fil. C'est d'ailleurs pour des raisons médicales que certains États américains ont interdit cette technique. Ces réactions sont extrêmement fréquentes et elles peuvent ne survenir que plusieurs mois après le passage du fil.

2- Les coûts demandés pour une telle procédure sont très souvent prohibitifs. Il s'agit en fait d'une petite intervention mineure (simple passage d'un fil dans la peau) qui ne devrait pas ajouter des centaines de dollars au coût de la prothèse (comme cela se pratique parfois).

3- Les cicatrices laissées par ces fils sont permanentes et si jamais le client décide d'abandonner le port de la prothèse il devra se promener avec un crâne plus ou moins lacéré.

4- La fixation permanente empêche aussi le lavage du crâne et, par conséquent, entraîne l'accumulation de sébum et de pellicules susceptibles, à cause de la supuration fréquente, de dégager une odeur désagréable. D'où les visites fréquentes à la clinique capillaire pour le désarrimage, le nettoyage et la refixation.

L'IMPLANTATION DE CHEVEUX

Depuis quelques années une certaine mode s'est développée. Elle consiste à poser, un par un, à l'aide d'une aiguille, des cheveux synthétiques directement dans le cuir chevelu. Ces cheveux se terminent par une espèce d'hameçon, qui, une fois le cheveu introduit dans la peau, retient celui-ci en place pour toujours. On pourrait ainsi planter jusqu'à 2 000 cheveux ou plus en une seule séance.

Les problèmes engendrés par cette technique se sont avérés encore plus nombreux que ceux de la technique précédente.

D'abord aucune fibre n'a encore été jugée non réactionnelle. Toutes entraînent rejet et infection, d'où supuration, cicatrices, enflure, douleurs, etc. Et il est très difficile d'enlever ces cheveux à cause des «hameçons» qui les retiennent en place.

Il se produit aussi une détérioration de ces fibres (ou cheveux) avec le temps: certaines cassent et, peu à peu, la chevelure s'amincit. Comment alors remettre constamment de nouveaux cheveux si l'on ne peut enlever les «hameçons» laissés en place par les cheveux cassés?

Enfin, il peut se produire également une certaine perte spontanée de ces fibres: une certaine quantité sera expulsée spontanément, ce qui pourra donner des «plaques» sans cheveux sur la tête.

Principalement à cause des problèmes médicaux importants consécutifs aux rejets et aux infections, cette technique est aujourd'hui interdite dans une grande partie du monde occidental. Et ceux qui sont pris en défaut sont passibles de poursuite judiciaire.

Si un jour on peut trouver une fibre non réactionnelle et très durable, peut-être alors aura-t-on trouvé la solution la plus simple à la calvitie. Les Japonais y travaillent encore beaucoup.

LES TUNNELS

Il s'agit ici d'une technique chirurgicale qui consiste à fabriquer deux anneaux de peau sur le dessus de la tête, un sur le

TUNNELS

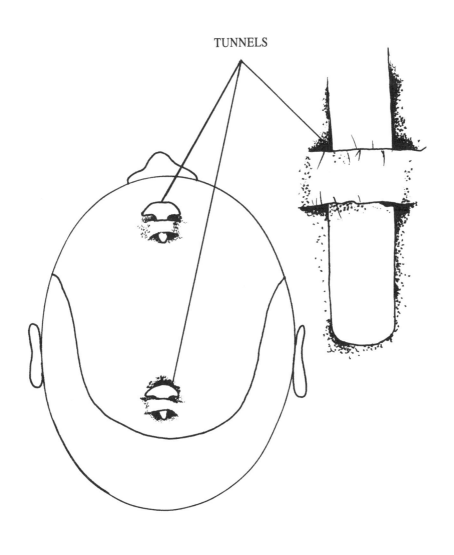

FIG 5: LES TUNNELS

devant et l'autre sur le derrière, et auxquels la prothèse peut être attachée à l'aide de «clips» ou de pinces.

Les tunnels sont, en fait, fabriqués à l'aide de peau que l'on va chercher derrière les oreilles et que l'on insère sous la peau du crâne aux deux endroits mentionnés plus haut.

Cette méthode permet un ancrage plus solide de la prothèse qu'avec la colle ou les rubans adhésifs.

Cependant, bien que beaucoup plus acceptable médicalement (il n'y a ni rejet ni infection parce qu'il n'y a pas de corps étranger dans la peau) que l'implant, la technique présente plusieurs désavantages:

1- Ces tunnels peuvent céder sous la tension continuelle ou encore lors d'un accident quelconque qui vient exercer une traction indue sur la prothèse.

2- Avec le temps, ces tunnels auront peine à résister.

3- Ils laissent des cicatrices permanentes assez inesthétiques.

LES LAMBEAUX

Les lambeaux sont une forme de greffe ou transplantation capillaire. Il s'agit d'une technique purement chirurgicale qui n'a rien à voir avec les prothèses.

Il y a deux sortes de lambeaux:

1- Les lambeaux libres, sans attache.

2- Les lambeaux pédiculés, avec attache à leur endroit d'origine.

A- **Les lambeaux libres**
Ils consistent à découper une petite bande de cheveux, sur les tempes par exemple, laquelle bande est porteuse de cheveux. Puis on enlève une bande de même dimension dans la

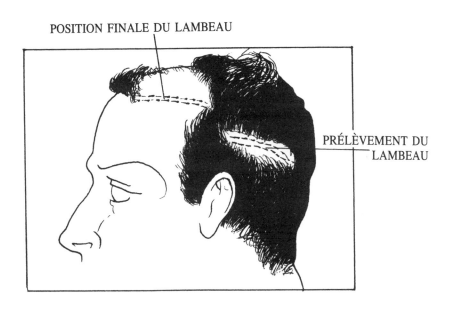

POSITION FINALE DU LAMBEAU

PRÉLÈVEMENT DU LAMBEAU

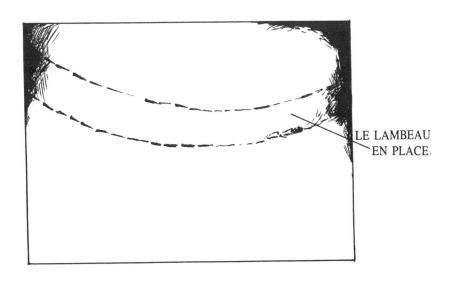

LE LAMBEAU EN PLACE.

FIG 6: LES LAMBEAUX SANS ATTACHE

zone chauve et on y insère la bande prélevée dans la zone chevelue. La zone de prélèvement (là où on a pris la bande avec cheveux) est alors tout simplement refermée avec des points, de sorte qu'il n'y paraîtra plus.

On peut ainsi transplanter plusieurs bandes de cheveux pour couvrir ou camoufler une zone dégarnie.

Ces bandes ne peuvent toutefois dépasser certaines dimensions car, pour des problèmes de circulation, elles pourraient mourir. La dimension maximale ne dépasse généralement pas un demi-pouce sur quatre pouces.

Comme autres inconvénients notons que

1- Les extrémités vont parfois mourir.
2- La nouvelle ligne de cheveux ainsi créée est très abrupte.
3- Il est impossible de bien remplir ainsi une surface dégarnie (on laisse des espaces entre chaque bande).
4 - Il peut se former une cicatrice en bordure des bandes.

B- Les lambeaux pédiculés

Ces lambeaux sont faits de bandes plus larges (de un pouce jusqu'à un pouce et quart) et plus longues (jusqu'à sept ou huit pouces) que l'on laisse attachées à leur endroit d'origine par un pédicule (ou attache) afin de ne pas enrayer la circulation. C'est d'ailleurs ce qui permet de prélever des bandes plus larges et plus longues.

On fait par la suite subir une rotation à ces bandes pour les insérer dans un lit que l'on a au préalable découpé dans la zone chauve.

Les avantages de ces lambeaux pédiculés sont les suivants:

1- Une grande quantité de cheveux peut être transplantée d'un seul coup.

2- Les résultats sont instantanés.

3- On obtient ainsi une bonne densité de cheveux.

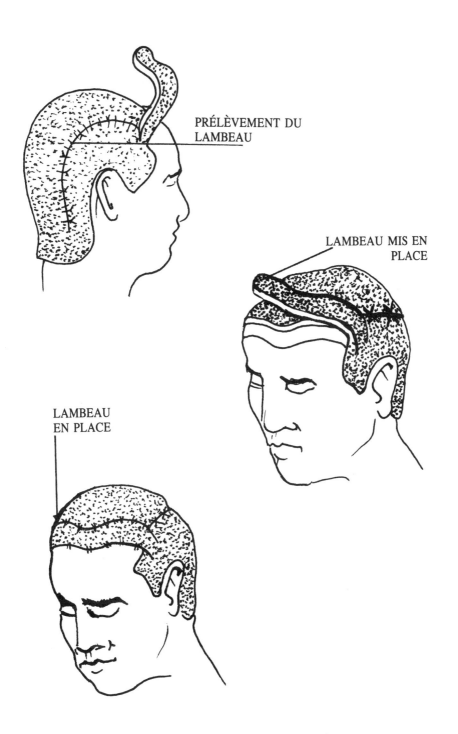

PRÉLÈVEMENT DU
LAMBEAU

LAMBEAU MIS EN
PLACE

LAMBEAU
EN PLACE

FIG 7: LES LAMBEAUX PÉDICULÉS

45

Les désavantages sont les suivants:

1- À cause de la rotation, la direction des cheveux est contraire à la normale (vers l'arrière au lieu de vers l'avant).
2- Il s'agit d'une chirurgie beaucoup plus importante que les transplantations faites à l'aide de poinçons (et que nous verrons plus loin).
3- Tout comme pour les lambeaux libres, les extrémités vont souvent mourir (problème de circulation).
4- Il se forme souvent une cicatrice également visible en bordure de ces lambeaux.
5- La nouvelle ligne de cheveux est encore plus abrupte qu'avec les lambeaux libres (à cause de la direction adverse des cheveux).

LES EXCISIONS

Lorsqu'on est en présence de petites zones dégarnies, de petites surfaces bien délimitées (souvent par suite de brûlure ou d'accident, et parfois de naissance), l'excision pure et simple peut fort bien représenter le meilleur moyen de remédier à la situation.

Il s'agit d'enlever le «morceau chauve», de refermer le tout avec des points, et le tour est joué.

LES GREFFES PAR POINÇONS

Il s'agit ici, et de loin, de la chirurgie la plus populaire pour pallier la perte de cheveux.

Elle consiste, en fait, à prélever dans la zone chevelue, à l'aide d'un poinçon électrique rond de 3 à 5 mm de circonférence, de petits morceaux de peau (qu'on appelle greffons), pour les «planter» dans la zone chauve après y avoir pratiqué des incisions similaires avec un poinçon légèrement plus petit.

On peut ainsi transplanter de 80 à 100 greffons par séance. Avec 200 à 500 greffons (selon les besoins) on parvient ainsi à recréer une chevelure très acceptable du point de vue esthétique.

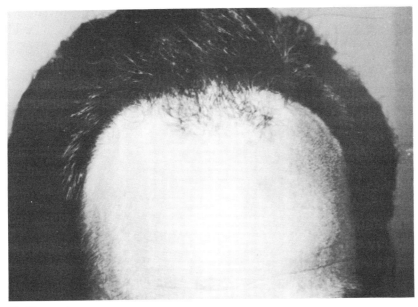

Greffe: avant

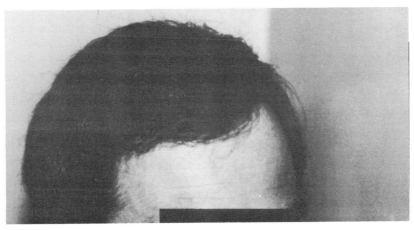

Greffe: après

Cette technique chirurgicale a subi de nombreuses améliorations au cours des dix dernières années et on peut dire qu'elle représente aujourd'hui une alternative hautement satisfaisante au port de la prothèse.

En fait, cette procédure représente actuellement l'acte de chirurgie esthétique le plus fréquemment pratiqué en Amérique du Nord. Ce qui ne laisse aucun doute sur l'efficacité et la qualité des résultats, si la chirurgie est confiée à des experts.

Les désavantages sont les suivants:

1- Cette technique requiert plusieurs sessions échelonnées sur plusieurs mois.

2- Le coût peut être assez élevé, de 2 000 à 10 000 $, selon le nombre de greffons nécessaires et selon l'opérateur.

3- L'attente de la repousse (trois mois) peut représenter un léger inconvénient esthétique chez certains, de même que la période immédiatement post-opératoire (de sept à dix jours).

Et pour bien vous éclairer sur cette technique qui devrait toujours être considérée en rapport avec le choix à faire devant un problème de calvitie, j'y consacrerai tout le chapitre suivant, pour bien expliquer en détail ce dont il s'agit.

LES RÉDUCTIONS TONSURALES

Les réductions tonsurales consistent à enlever une partie de la zone découverte de manière à en réduire la surface.

Sur une surface réduite, avec le même nombre de greffons (au cours d'une greffe par poinçons) on obtiendra alors une meilleure densité de cheveux.

De plus, certains patients, qui auparavant auraient été refusés parce que la surface à couvrir était trop grande pour l'importance de la couronne, peuvent maintenant être opérés en combinant greffe et réduction.

Cette technique relativement récente représente en fait le plus grand avancement en matière de chirurgie des cheveux depuis que les greffes par poinçons ont débuté il y a plus de 30 ans.

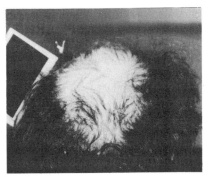

Réduction: avant

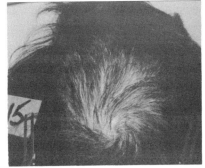

Réduction: après

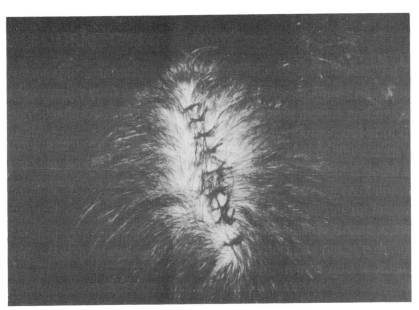

Réduction

Ajoutons cependant que cette technique doit toujours être accompagnée de greffes par poinçons car il est souvent impossible d'enlever toute la surface découverte ou d'obtenir un résultat parfaitement naturel. Or la combinaison des deux, accompagnée des raffinements des greffes que nous verrons plus loin, représente actuellement la quintessence de l'art de la chirurgie capillaire.

CHAPITRE 5

LES GREFFES
DE CHEVEUX

Comme nous l'avons dit déjà, les greffes de cheveux ont atteint aujourd'hui un tel raffinement qu'elles représentent l'acte de chirurgie esthétique le plus fréquent, de nos jours, en Amérique du Nord.

Il est important, toutefois, de choisir un opérateur qui combine à la fois l'expérience, la technique et le souci de l'esthétique, toutes des qualités également capitales pour le résultat final.

N'hésitez donc pas à poser des questions avant d'en arriver à une décision et même de consulter plusieurs médecins. Renseignez-vous sur l'intérêt qu'ils portent aux greffes de cheveux. Est-ce là un acte occasionnel ou une pratique régulière? La réponse est très importante. Le raffinement dans ce domaine vient de la pratique.

Ce médecin vous semble-t-il ouvert à l'aspect esthétique de la personne, à l'importance de l'apparence et aux canons de la subtilité? Après tout, c'est lui qui décidera des gestes à faire et vous vous devez d'être sur la même longueur d'ondes puisque c'est ce souci de votre apparence qui, au départ, vous a emmené dans son bureau.

LES PRINCIPES À LA BASE DE LA GREFFE

Pourquoi peut-on greffer des cheveux? Qu'est-ce qui fait que ces cheveux pousseront à un endroit où les autres sont tombés?

Voilà qui est relativement facile à comprendre.

On a vu que les cheveux tombent parce que les follicules ou racines sont trop sensibles aux hormones mâles. Or, tous les cheveux ne sont pas aussi sensibles. Ceux de la couronne ne le sont pas, et ce **chez tous les êtres humains**. Ces cheveux ne tombent jamais. Et si on les change de place, si on les «déménage», ils vont toujours continuer à pousser tout comme s'ils étaient restés à leur place initiale. Voilà, en peu de mots, le principe à la base de la greffe de cheveux. On transporte dans les zones découvertes des cheveux de la couronne qui, eux, ne sont pas appelés à tomber.

Comme c'est une autogreffe (une greffe de ses propres tissus) il ne peut donc y avoir de rejet non plus. Un rejet se produit uniquement lorsqu'il s'agit d'un corps étranger ou d'un tissu (ou organe) venant d'une autre personne.

Si la technique est adéquate, on ne peut donc en principe «manquer son coup».

Il est cependant important de comprendre ici que l'on n'invente pas des cheveux. En prélevant dans la couronne on ne fait que «redistribuer» ce qui reste. La densité finale peut donc dépendre de la quantité qui reste. Mais si vous êtes accepté comme patient et si le médecin est compétent, c'est que l'on prévoit généralement un résultat cosmétiquement très acceptable.

LES CANDIDATS

Qui est candidat à une greffe? En principe tout homme ou toute femme qui a perdu des cheveux d'une façon visible est candidat. Seuls les cas extrêmes (groupes VI et VII de la classification de Hamilton — chapitre 3) peuvent parfois être écartés, et encore faut-il voir et étudier chaque cas en particulier en fonction de la possibilité de réductions, etc. Avec le progrès et le succès que connaissent ces techniques, de plus en plus de cas avancés peuvent être acceptés.

Un point fort important est l'expectative du patient. À quoi s'attend mon patient quand il vient me voir? Quels résultats espère-t-il au juste? Cela est fondamental car l'appréciation du résultat final est toujours en fonction de ce que l'on «pensait qui allait arriver». Il est donc primordial d'avoir une conversation franche sur ce sujet avec son médecin. Il importe d'être réaliste en regard des possibilités. Le résultat final dépend évidemment, au départ, de la qualité de la chevelure. Ceci étant bien compris, les possibilités sont très grandes.

A — L'ÂGE

À quel âge se faire greffer?

Disons tout de suite qu'il n'est jamais trop tard, si la santé le permet. Le patient le plus âgé à qui j'ai fait une greffe avait 74 ans. Et il était fort heureux de son choix! Et pourquoi pas?

À quel âge peut-on commencer? La tendance actuelle veut que l'on commence le plus tôt possible. Dès que les cheveux sont suffisamment clairs pour que cela se voie, l'on peut commencer.

Les avantages d'une transplantation hâtive sont les suivants:

• Il est facile de camoufler la chirurgie avec les cheveux qui restent.

• Les séances peuvent être très espacées, même sur plusieurs années (si besoin il y a, bien sûr).

B — LA SANTÉ

Avant toute chirurgie on fait des prises de sang pour vérifier les problèmes de saignement, d'anémie, de diabète. Sauf lorsqu'il y a un problème important de santé ou une maladie grave débilitante (cancer, par exemple), ce qui diminue grandement l'expectative de vie, cette opération étant une chirurgie mineure, tout patient peut être accepté.

C — LA QUALITÉ DES CHEVEUX

La qualité des cheveux (bien que n'étant pas un critère d'acceptation ou de refus du patient) peut avoir une influence sur le «look» final.

Ainsi, les cheveux blonds ou gris, étant plus près de la couleur de la peau, sont beaucoup plus faciles à camoufler à la ligne antérieure.

Si la couronne est plus dense, chaque greffon aura plus de cheveux et le résultat final sera une chevelure plus dense.

Les cheveux plus gros donnent un aspect plus fourni que les cheveux fins.

Les cheveux frisés donnent plus de volume apparent que les cheveux droits, tout en camouflant parfaitement la ligne antérieure.

LA PLANIFICATION DU TRAITEMENT

Avant de commencer à pratiquer une greffe sur quelqu'un, on doit d'abord établir un plan de traitement. Combien de séances? Combien de greffons? Y aura-t-il une ou des réductions?

A — LE NOMBRE DE SÉANCES

Le nombre de séances peut varier de deux à cinq, selon l'importance de la région à greffer. Ainsi, pour une petite correction des pointes frontales, deux séances peuvent suffire. Mais pour une plus grande surface, quatre séances seront généralement nécessaires.

Il faut comprendre ici que l'on doit laisser, au cours d'une même séance, entre chaque greffon l'espace d'un greffon, et entre chaque rangée de greffons l'espace d'une rangée. Ceci pour faciliter la circulation. Car si l'on resserre trop les greffons, si on les met trop près les uns des autres, on aura automatiquement **une mauvaise repousse** (et je connais des opérateurs qui agissent ainsi). Méfiez-vous de ceux qui vous proposent beaucoup de greffons et peu de séances!

55

Je vous réfère à la figure 8, qui montre l'espacement des greffons et vous fait bien voir pourquoi il faut quatre séances pour couvrir complètement une zone. Seules les petites zones (tempes, par exemple) peuvent arriver à un bon résultat en moins de séances.

Quant à la fréquence des sessions, elle peut varier. Ainsi entre les deux premières séances on attend généralement de quatre à huit semaines. Le minimum recommandable est quatre semaines (pour permettre une bonne guérison), mais pour ma part je préfère huit semaines. Puis entre la deuxième et la troisième séance, de même qu'entre la troisième et la quatrième j'attends généralement quatre mois. Les cheveux déjà plantés auront alors commencé à pousser (ce qui prend trois mois) et je pourrai utiliser à meilleur escient les greffons suivants, tout en corrigeant les petits défauts qui pourraient apparaître lors de la repousse.

B — LE NOMBRE DE GREFFONS

Le nombre de greffons par séance peut varier selon l'importance de la zone à couvrir. Il peut aller de 50 à 100 greffons, avec une moyenne de 80 à 90 greffons.

Même si un plus grand nombre de greffons peut sauver une séance supplémentaire, on peut se le permettre sans cependant dépasser de beaucoup 100, sinon ce serait compromettre la repousse.

D'autre part, un trop petit nombre de greffons rendra le nombre de séances requises inutilement élevé.

Une chose à se rappeler: méfiez-vous des gens qui vous suggéreront un trop petit nombre de greffons; vous finirez par avoir besoin d'un grand nombre de séances non prévues. Méfiez-vous des vendeurs «d'aubaines»: ils sont ou incompétents, ou peu honnêtes.

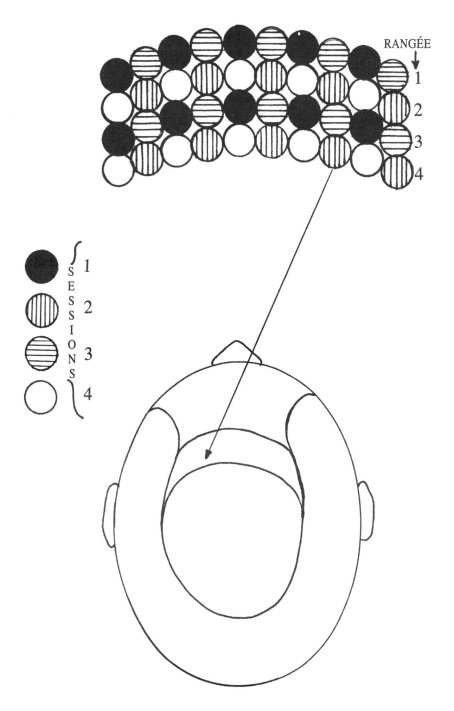

FIG **8**: ESPACEMENT DES GREFFONS

C — LES RÉDUCTIONS

Si le cuir chevelu est suffisamment libre (la peau bouge facilement) sur le crâne et que la surface dégarnie soit assez importante, une ou des réductions pourront s'avérer très utiles et elles amélioreront grandement le résultat final.

D'une part, avec un même nombre de greffons on aura une meilleure densité (surface à couvrir plus petite) et, d'autre part, on peut aussi diminuer le nombre de greffons nécessaires et ainsi épargner notre zone donneuse (la couronne).

Ces réductions peuvent être effectuées simultanément aux séances de greffes (lorsqu'il s'agit de petites réductions), ou séparément lorsque les réductions sont plus importantes.

Personnellement, j'établis d'avance une marche à suivre pour l'ensemble du traitement, j'en discute avec le patient et je commence ainsi, quitte à modifier le cours du traitement une fois en route, si un intérêt particulier le suggère (exemple: ajouter une réduction pour sauver des greffons ou améliorer davantage).

D — LES RÉVISIONS

Je revois toujours mes patients un an après la fin du traitement. Ainsi toute petite imperfection peut être décelée et corrigée.

Il suffit souvent d'une petite séance correctrice pour donner pleine satisfaction à un patient ou à une patiente.

Je considère ces révisions importantes.

LA CHIRURGIE

A — LA PRÉMÉDICATION

Lors de son arrivée à la clinique, disons à 8 h 30, le patient va d'abord prendre deux comprimés: un comprimé pour contrer la douleur et un autre pour diminuer l'anxiété. Puis on lui offre un café et le laisse se relaxer pour environ 45 minutes.

B — L'ANESTHÉSIE

Après ce délai, le patient entre dans la salle d'opération et l'on est prêt à commencer. La première étape consiste en une anesthésie locale. C'est la seule d'ailleurs qui soit un peu désagréable, où le patient va sentir quelque chose. Le tout prend dix minutes.

Le patient se couche sur le ventre et on lui rase une petite bande de un demi-pouce de largeur à l'endroit où l'on va faire le prélèvement des greffons, et cette bande est alors infiltrée de xylocaïne. Et pour diminuer davantage la douleur, je passe toujours l'aiguille par la zone déjà infiltrée (donc insensible) pour aller un peu plus loin. On peut dire sincèrement que l'infiltration de la zone donneuse est relativement facile et peu douloureuse.

Une fois ceci terminé, le patient s'assoit et l'on va maintenant infiltrer la zone receveuse (là où l'on va poser les greffons). Cette zone est légèrement plus douloureuse à infiltrer. De la même façon, je passe toujours par un point déjà infiltré pour entrer mon aiguille, de façon à diminuer l'inconfort. Il faut dire aussi que l'on n'infiltre que la marge de la région à greffer, le dessus se trouvant alors automatiquement gelé.

Cette seconde étape terminée, tout inconfort est passé. Il n'y aura plus de douleur, le reste de la chirurgie se fera comme par enchantement.

À ce moment, soit une heure plus tard, on va donner quelques minutes de répit au patient.

C — LE PRÉLÈVEMENT

À 9 h 45 l'on reprend. Le patient est à nouveau couché sur le ventre et, à l'aide d'un poinçon électrique, on fait la récolte: 80 - 90 greffons, où le nombre requis est décidé à l'avance. Les greffons ainsi prélevés ont environ un quart de pouce de profondeur, soit tout juste l'épaisseur de la peau. Le patient saigne très peu car on lui a aussi injecté (une fois gelé) un médicament contre le saignement.

Une fois le prélèvement fait, la zone donneuse est immédiatement fermée à l'aide de points.

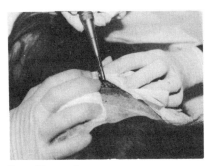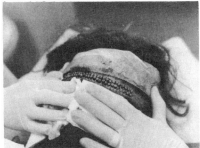

Le prélèvement

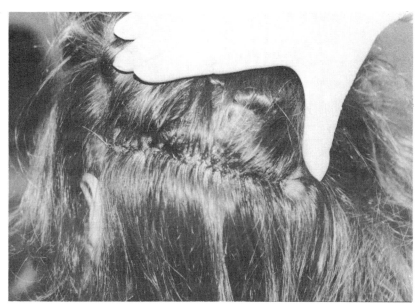

Les points

D — PRÉPARATION DU SITE RECEVEUR

Il est maintenant 10 h 15. Le patient est à nouveau assis. On vérifie l'anesthésie du site receveur (où on va «planter» les greffons) et on commence tout de suite, à l'aide du poinçon électrique ou d'un poinçon manuel, à perforer notre site pour le préparer à recevoir les greffons prélevés à l'arrière. Encore une fois, ces perforations ne dépassent pas l'épaisseur de la peau et les petits morceaux ainsi enlevés au site receveur sont jetés.

Pendant que je prépare ainsi le site receveur avec une de mes assistantes, deux autres s'affairent à nettoyer les greffons prélevés au site donneur.

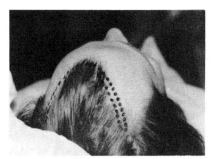

Préparation du site receveur

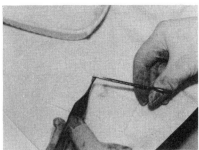

Nettoyage des greffons

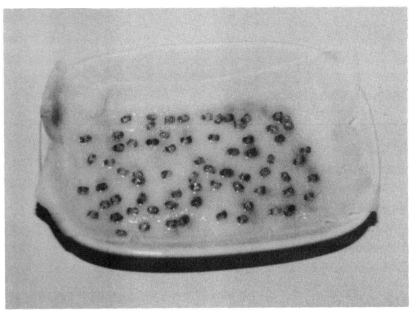

Les greffons

E — LA MISE EN PLACE DES GREFFONS

Il est maintenant 10 h 45 et nous sommes prêts à mettre nos greffons dans leur nouvel habitacle, soit dans les petits trous préparés à cette fin dans la peau du site receveur.

Notons ici que chaque greffon peut contenir de huit à dix-huit follicules (cheveux), pour une moyenne d'environ douze à quatorze.

Une fois en place, les greffons sont orientés de façon que tous les cheveux poussent dans le même sens et d'une façon tout à fait naturelle.

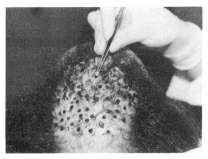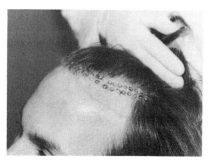

La mise en place des greffons

Cette opération peut prendre de 20 à 30 minutes. Il faut ajouter ici quelques minutes pour les implants de cheveux uniques et les mini-greffons dont il sera question plus loin.

F — LE PANSEMENT

Il est maintenant 11 h 30 et nous sommes prêts à faire le pansement. Pour 24 heures notre patient portera un grand pansement qui couvrira toute la tête. Ce pansement sera enlevé le lendemain à la clinique.

Ce gros pansement est destiné à bien tenir les greffons en place et à prévenir le saignement.

Le lendemain, lorsque nous enlèverons le pansement, nous vérifierons du même coup tous les greffons. Si l'un d'eux s'est déplacé, nous le replacerons immédiatement.

Vers midi, notre patient est debout, en forme et prêt à retourner chez lui.

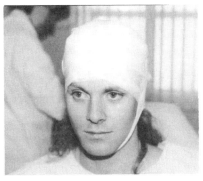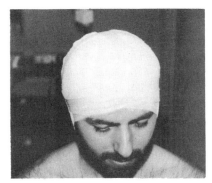

Le pansement

LES RAFFINEMENTS DE LA GREFFE

Au cours des dernières années, les greffes capillaires par poinçon ont connu une grande vogue et beaucoup de raffinement. En voici quelques exemples.

A — LES CHEVEUX UNIQUES

À mon bureau, ceci est devenu une pratique courante. Lors du nettoyage des greffons, mes assistantes vont séparer des greffons les bulbes qui sont en périphérie et qui semblent facilement détachables, sans les endommager. On peut ainsi facilement récolter de 20 à 25 cheveux uniques (ou bulbes) par séance. Ces cheveux uniques sont alors «plantés» à l'aide d'une aiguille juste devant la ligne frontale des cheveux. (Le tout est sans douleur puisque cette zone est déjà gelée, et le travail ne requiert pas plus de dix minutes). Cette pose est effectuée en même temps que la mise en place des greffons.

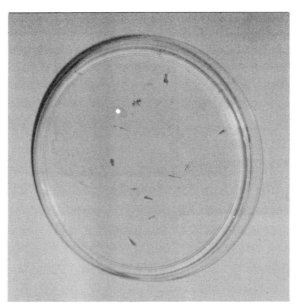

Les cheveux uniques

Le but de la pose de ces cheveux uniques est de donner des cheveux «fous» devant cette ligne frontale, de façon à l'adoucir et à la rendre plus naturelle.

B — LES MINI-GREFFONS

Il s'agit ici de diviser un greffon en quatre à l'aide d'une lame de bistouri et d'obtenir de petits greffons de deux ou trois cheveux.

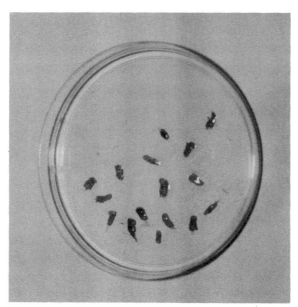

Les mini-greffons

Ces mini-greffons sont alors insérés à l'aide d'une lame de bistouri dans tous les endroits de la peau où il peut y avoir une «fente» entre deux greffons. On peut ainsi parfaire une ligne frontale.

Ce sera donc surtout au cours de la troisième et de la quatrième session que je me servirai de ces mini-greffons, une fois que les cheveux des premières séances auront poussé et pourraient laisser voir de petits défauts.

On s'en sert aussi pour corriger, s'il y a lieu, lors d'une révision.

Je m'en suis servi aussi pour corriger carrément des greffes faites par d'autres opérateurs et dont le résultat était pitoyable.

C — LES EXCISIONS

Les excisions peuvent être très utiles, surtout chez un patient dont le donneur est très limité.

Le tout consiste à éliminer (comme pour une réduction) les petites zones de peau chauve qui peuvent rester entre des rangées de greffons. On sauve ainsi de nombreux greffons (qui auraient été nécessaires pour faire le remplissage), d'où son utilité dans les cas extrêmes.

Les excisions peuvent aussi aider à parfaire une greffe lors de la quatrième session ou lors d'une révision (si besoin il y a, naturellement, chose tout de même très rare).

LES RÉDUCTIONS

Les réductions, on l'a vu, consistent à enlever un morceau de peau chauve de manière à réduire la zone à recouvrir, d'où la nécessité de moins de greffons et une meilleure densité.

Les réductions peuvent revêtir plusieurs formes, comme on le voit dans la figure 9.

A — L'OPÉRATION

On anesthésie d'abord la zone où l'on va faire une réduction. Puis, avec un bistouri, on excise le morceau désiré. Celui-ci est rejeté.

On va par la suite fermer le tout à l'aide de points de suture, après avoir légèrement décollé la peau environnante pour éviter toute tension sur la plaie.

Et le tour est joué. Le patient part avec un tout petit pansement qu'il gardera pendant 24 heures.

Cette chirurgie peut très bien se faire en dedans d'une heure.

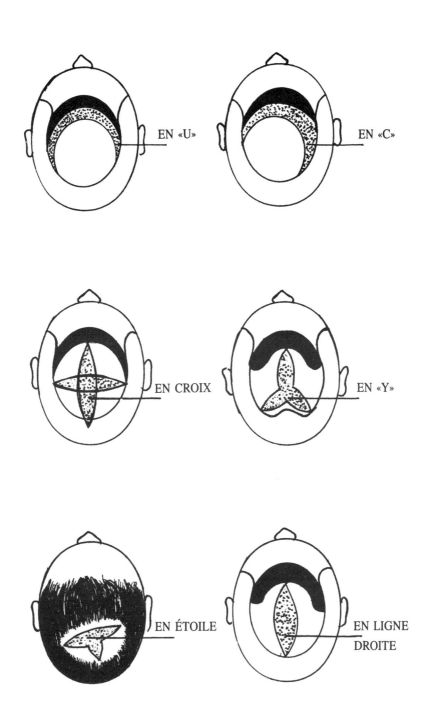

EN «U»

EN «C»

EN CROIX

EN «Y»

EN ÉTOILE

EN LIGNE DROITE

FIG 9: TYPES DE RÉDUCTION

B — LE «TIMING»

Comme on l'a déjà souligné, s'il s'agit d'une petite réduction, celle-ci peut très bien se faire en même temps qu'une séance de greffe.

Si la réduction est plus importante, je préfère personnellement la faire dans un autre temps. Habituellement, je laisserai s'écouler quatre semaines entre une séance de greffe et une réduction.

On peut commencer soit par une greffe, soit par une réduction, et faire alterner les deux s'il doit y avoir deux ou trois réductions. Tout dépend de la qualité du site donneur, de l'étendue du site receveur et de l'élasticité de la peau du crâne. Un plan est d'abord élaboré et on en discute avec le patient.

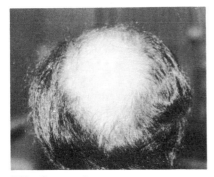 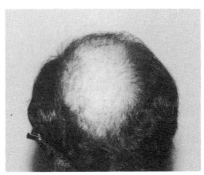

Réduction: avant   après

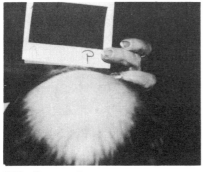 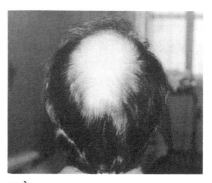

Réduction: avant   après

LE POST-OPÉRATOIRE

A — LES PREMIÈRES 24 HEURES

Durant cette journée, le patient peut ressentir quelques douleurs, tel un léger mal de tête. Un analgésique banal (atasol, tylénol) suffira dans tous les cas.

D'autre part, le patient doit rester à la maison, éviter l'effort, jusqu'au lendemain alors que nous enlèverons son pansement.

B — L'ENFLURE

Une certaine enflure, qui varie d'un patient à l'autre, est normale. Elle ne se manifeste pas immédiatement, mais survient deux ou trois jours après l'opération et peut durer de deux à quatre jours. Ce n'est pas douloureux. Ce n'est pas une complication, et ça disparaît toujours tout seul.

Cette enflure sera beaucoup moins importante à la deuxième session et presque nulle à la troisième. Personne n'a encore pu expliquer ce phénomène.

C — LES CROÛTES

Des croûtes vont se former sur chacun des greffons du site receveur. Ce sont elles, en fait, qui tiennent les greffons en place. Il ne faut donc pas y toucher, ne pas les déloger par crainte de déloger également les greffons sous-jacents.

Ces croûtes vont tomber spontanément après environ 15 jours.

Ceci peut représenter un léger inconvénient esthétique pour les gens qui ne peuvent les camoufler avec les cheveux qui restent.

D — ACTIVITÉ PHYSIQUE

On prescrit de ne pas faire d'exercices violents ou de sports d'équipe durant dix jours, afin d'éviter tout accident impliquant les greffons tout frais posés.

E — SOMMEIL

Les cinq premiers jours il est préférable de coucher en position semi-assise (4-5 oreillers). Ceci diminuera beaucoup l'enflure possible.

F — LAVAGE DE TÊTE

Un lavage doux est permis après cinq jours. Un shampooing normal, après dix jours. Il faut se rappeler que les greffons prennent dix jours à se souder complètement à la peau.

G — MÉDICAMENTS

En quittant la clinique, le patient reçoit une triple prescription:

1- Un onguent antibiotique qu'il devra appliquer durant une semaine sur le site donneur (sur les points) et sur le site receveur (greffons). Cet onguent maintiendra les croûtes molles tout en prévenant l'infection.

2- Des pilules antibiotiques pour une semaine: c'est la protection contre l'infection.

3- Un léger analgésique est prescrit et peut être pris au besoin, si la douleur se fait sentir. Comme nous ne voulons pas que le patient prenne de l'aspirine (cela fait saigner), nous lui prescrivons un analgésique qui n'en contient pas et sommes sûr qu'il ne fera ainsi pas d'erreur.

H — LES POINTS

Les points au site donneur seront enlevés à la clinique après sept jours. S'il y a eu réduction, on laisse les points pour dix jours, car il y a plus de tension sur le dessus de la tête.

I — RETOUR AU TRAVAIL

En théorie, le patient peut retourner à son travail après 24 heures. Il ne doit cependant pas perdre de vue que l'enflure surviendra peut-être après deux ou trois jours et que ses activités physiques seront limitées pour une semaine. Selon le type de travail effectué, c'est à l'intéressé de juger s'il doit prendre quelques jours de congé supplémentaires.

J — PROCHAIN RENDEZ-VOUS

Dès que la première session est terminée, le rendez-vous est immédiatement pris pour la seconde, et ainsi de suite. On évite ainsi les hésitations et les retards qui pourraient être causés par un programme opératoire chargé.

K — LA REPOUSSE

Lorsque les cheveux sont transplantés, ils tombent en phase de repos à cause de la manipulation qu'ils ont subie. Ils recommenceront à pousser après 8 à 12 semaines.

LES COMPLICATIONS

Les complications sont, somme toute, assez rares. Voici les plus fréquentes et ce que l'on fait dans ces circonstances.

A — LA PERTE D'UN GREFFON

Si l'on perd spontanément un greffon, de deux choses l'une:

— ou bien le greffon est retrouvé, conservé dans l'eau salée et l'on repasse au bureau dans les 48 heures pour le faire remettre en place;

— ou bien le greffon est perdu, le tout guérira tout seul et l'on n'aura qu'à en remettre un autre à la séance suivante.

B — L'INFECTION

L'infection au cuir chevelu est extrêmement rare. Je n'en ai pas encore vu en sept ans.

Si cela se produisait, on la traiterait comme toute infection, avec des antibiotiques. Si elle devait entraîner la perte de quelques greffons, il suffirait de les remplacer à la session suivante.

C — LE SAIGNEMENT

Le saignement au cours d'une greffe est minimal. Environ 75 à 100 cc (quand on donne du sang, on en donne 1000 cc à la fois). Cela est donc négligeable.

Si un endroit quelconque donne un peu de trouble parce qu'il saigne davantage, il suffit d'y faire un point et le tour est joué. Cela est extrêmement rare.

D — LA DOULEUR

La douleur post-opératoire est rare et mineure. Comme on l'a vu, un analgésique est prévu à cet effet.

E — LA PERTE DE SENSIBILITÉ

Il arrive à l'occasion qu'un patient va présenter une perte de sensibilité sur une petite zone de la tête. On décrit ces zones comme «étant encore gelées».

C'est que le poinçon peut très bien avoir sectionné, en pénétrant dans la peau, un petit nerf qui innerve cette zone. D'où la perte de sensibilité.

Cependant cela n'est pas grave. Ces nerfs de la peau repoussent et la sensibilité revient après quelques semaines ou quelques mois.

F — LES CICATRICES

Les cicatrices sont rares.

Si une cicatrice se formait et était visible (sur la ligne frontale, par exemple) on pourrait la supprimer par électrodissécation. Il s'agit d'une petite opération qui prend dix minutes.

G — LES PIÈTRES RÉSULTATS

Les piètres résultats peuvent provenir
— d'une mauvaise technique,
— d'un mauvais choix du patient,
— d'une mauvaise planification,
— d'un abandon de la part du patient.

Les mauvais résultats que l'on remarque parfois chez certaines personnes sont souvent le fait de l'abandon du traitement par le patient lui-même, qui se déclare satisfait de ce qu'il a obtenu et ne persévère pas jusqu'à la fin. Or si un patient arrête après deux séances, par exemple, il est facile de comprendre, en se référant à la figure 8 (en page 57) que ce patient n'a pas eu le remplissage nécessaire et que le résultat ne peut être que boiteux. Donc si vous voyez une greffe qui a l'air non terminée, eh bien, très souvent elle n'est pas terminée...

LES GARANTIES

En médecine rien n'est garanti. Si vous avez une haute pression, votre médecin traitant n'ira pas jusqu'à vous garantir qu'à partir de tel moment, grâce à son traitement, vous n'aurez plus de haute pression.

Cependant je peux affirmer que les cheveux plantés vont pousser, toujours, et pour toujours. La qualité du résultat dépendra:
— de la qualité de la zone donneuse versus la zone receveuse du patient,
— de la technique de l'opérateur,
— du souci de l'esthétique de l'opérateur.

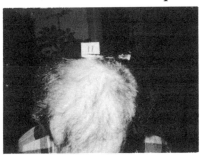
Greffe: avant

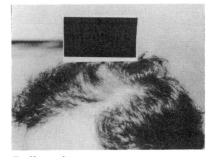
Greffe: après

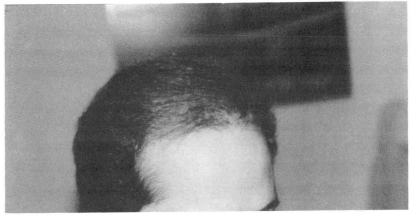
Greffe: après

75

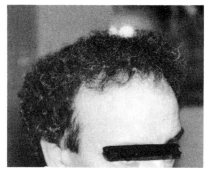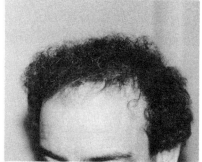

Greffe: après

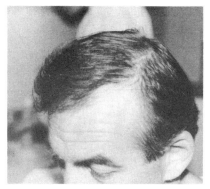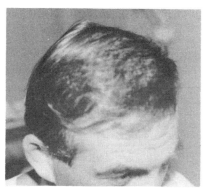

Greffe: après

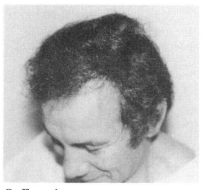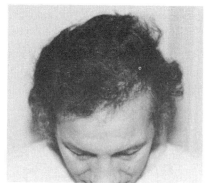

Greffe: après

CHAPITRE 6

LES PROTHÈSES

Pour les cas de calvitie extrême, tout comme pour les patients qui ne sont pas prêts à la chirurgie, la meilleure solution à leur problème demeure la prothèse.

Ce sujet me semblait suffisamment important pour que j'y consacre un chapitre, afin de mieux informer tous les intéressés (hommes et femmes).

De plus, ce domaine est en pleine effervescence et progresse rapidement vers des solutions de plus en plus intéressantes et esthétiques.

Il existe même aujourd'hui des «volumateurs» ou prothèses très sophistiquées qui laissent passer vos cheveux, respectant ce qui vous reste pour ajouter du «volume» aux endroits stratégiques. Et ces volumateurs peuvent être adaptés aux besoins présents et futurs, sans limites.

L'important lorsqu'on adopte cette forme de camouflage est de bien choisir ce qui convient, de choisir une prothèse de bonne qualité et bien ajustée à ses besoins. Et pour faire un choix judicieux il faut, de toute évidence, commencer par s'adresser à un centre capillaire dont le professionnalisme saura rencontrer les critères requis pour un traitement de qualité supérieure. Je mentionnerai ici, par exemple, les «Clinique Capillaire Internationale abc Inc.» qui sont en même temps des centres «Hairfax» et qui, je crois, peuvent répondre à vos demandes et à vos exigences. Les photos de ce chapitre sont d'ailleurs une gracieuseté de ces centres.

D'autres centres sont aussi compétents, je n'en doute pas, mais je ne peux passer ici en revue toutes les cliniques capillaires. Je me contenterai plutôt de vous mettre en garde. La qualité peut varier d'une clinique à l'autre. Ne vous laissez point impressionner par l'apparence extérieure d'un local, n'hésitez pas à poser toutes les questions qui vous intéressent avant d'acheter ou de vous engager, et faites un peu de «magasinage»: vous n'en serez que mieux servi et plus heureux.

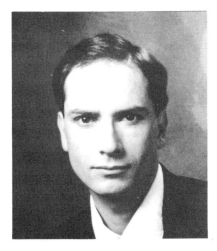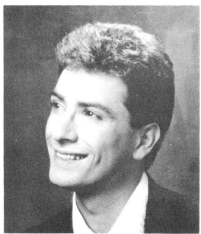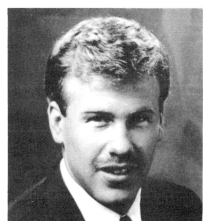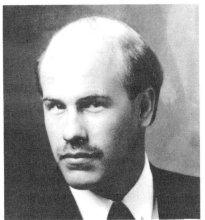

La prothèse qui donne l'allure naturelle

LES MOYENS DE FIXATION

On peut fixer une prothèse de plusieurs façons.

Elle peut être collée à l'aide de rubans adhésifs ou de colle spéciale. Elle peut aussi être fixée à vos propres cheveux grâce à un procédé appelé «fusion» et qui consiste à la fixer solidement à la couronne de manière à permettre toutes les activités voulues (sport, etc.) sans avoir la moindre inquiétude.

Je ne reviendrai pas sur l'implant (fixation à l'aide de fils chirurgicaux) dont j'ai déjà parlé plus haut et que je déconseille pour les raisons énumérées alors.

L'important est de choisir le mode qui convient à vos besoins, à votre style de vie et qui en même temps permet une hygiène adéquate du cuir chevelu. Encore une fois, un consultant ou une consultante en ce domaine, dans une clinique capillaire sérieuse et professionnelle, saura vous donner les meilleurs conseils, vous expliquer les choix qui s'offrent à vous et vous guider dans votre décision.

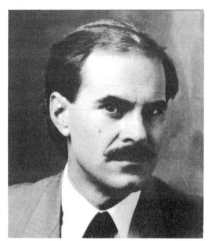 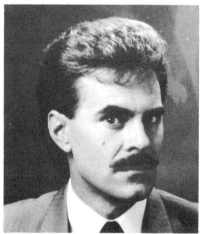

Prothèse

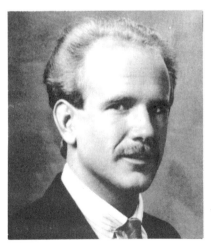 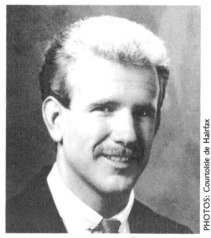

Prothèse

PHOTOS: Courtoisie de Hairfax

L'ENTRETIEN

Toute prothèse exige un entretien continuel. Et ceci doit être dit, car j'ai vu nombre de patients qui avaient acheté des pièces capillaires croyant que c'en était fait pour toujours.

Les prothèses doivent être régulièrement recoiffées, lavées, parfois reteintes et, au besoin, réparées (en y rajoutant des cheveux) ou recevoir tout autre soin qui s'impose avec le temps.

Une prothèse va s'abîmer avec le temps, des cheveux vont casser, d'autres peuvent tomber. Tout ceci est normal. Elle devra même être remplacée à la longue lorsque son aspect commencera à être trop défraîchi. Il faut donc être prêt à se soumettre à cette discipline et se méfier de ceux qui vous disent le contraire! La prothèse éternelle n'existe pas.

Quelques patients préfèrent même acheter deux prothèses pour faciliter leur entretien et éviter l'immobilisation pendant que la clinique s'occupe de cet entretien. C'est une idée que je trouve intéressante pour certains. Et pour d'autres, n'oubliez pas le «volumateur» dont j'ai parlé au début du chapitre.

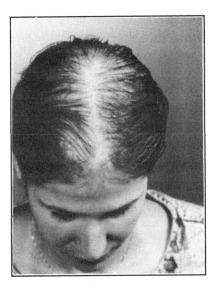 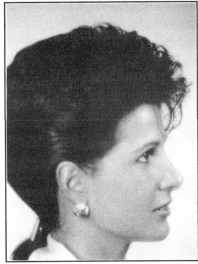

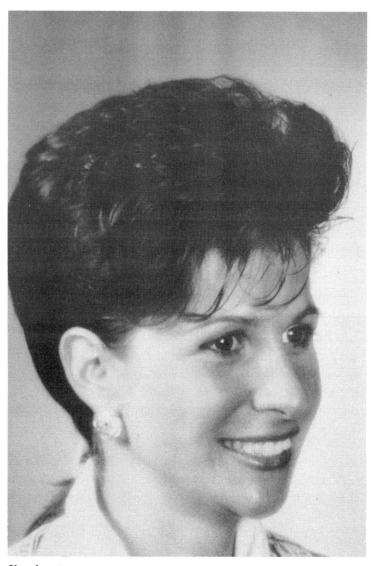

Un volumateur

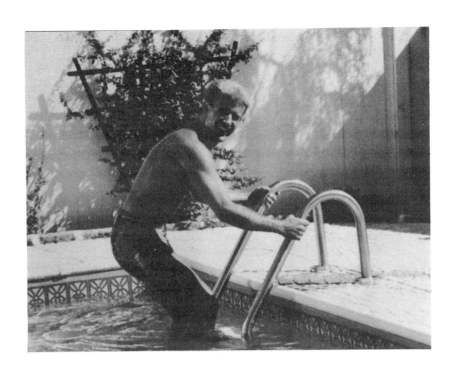

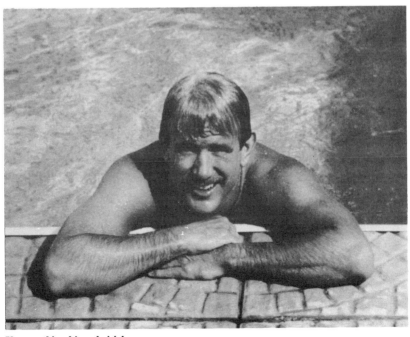

Une prothèse bien choisie!

83

LES 30 QUESTIONS
LES PLUS FRÉQUENTES

1- Q. Qu'est-ce que faire une greffe de cheveux?

R. Faire une greffe de cheveux consiste à prendre des cheveux dans la couronne pour les transposer dans la zone dégarnie, sur le devant de la tête, par exemple.

2- Q. La greffe de cheveux est-elle une opération reconnue?

R. La greffe de cheveux est une opération tout à fait reconnue et admise. En fait, elle est maintenant tellement avancée qu'elle représente l'acte de chirurgie esthétique le plus fréquemment pratiqué en Amérique du Nord.

3- Q. La greffe de cheveux est-elle douloureuse?

R. Cette opération se fait entièrement sous anesthésie locale (gelé), donc sans douleur. Le seul moment un peu désagréable est lorsqu'on introduit l'aiguille pour geler.

4- Q. Combien de temps dure une greffe de cheveux?

R. Une séance de transplantation capillaire prend environ deux heures et demie, mise en place du pansement incluse.

5- Q. Y a-t-il un pansement et pour combien de temps?

R. Oui, l'on fait un pansement qui couvre toute la tête. Celui-ci a pour but de maintenir les greffons en place et d'empêcher tout saignement. Ce pansement est enlevé après 24 heures (le lendemain), puis le patient repart et il retourne à ses activités sans aucun pansement.

6- Q. Pourquoi les cheveux transplantés ne tombent-ils pas?

R. Tout simplement parce que ces cheveux sont pris dans la zone où normalement ils n'auraient pas tombé (la couronne). Et une fois transplantés, ils continuent à se comporter et à pousser comme s'ils n'avaient pas changé de place.

7- Q. Ces cheveux tomberont-ils plus tard?

R. Les cheveux pousseront tout le temps, tout comme ils l'auraient fait dans la couronne.

8- Q. Est-il normal d'enfler après une greffe de cheveux?

R. Oui, il est normal d'enfler après cette chirurgie. Cette enflure varie selon les patients. Elle survient deux ou trois jours après l'opération et dure trois ou quatre jours. Elle est toujours beaucoup moindre lors de la deuxième session de greffe et des suivantes.

9- Q. Peut-on poursuivre ses activités physiques après une greffe?

R. On doit éviter tout sport de contact ou exercice violent pour une semaine. Ceci a pour but d'empêcher qu'un accident puisse déloger des greffons.

10- Q. Est-ce que cette chirurgie entraîne une perte de sang?

R. Très peu. En fait, on peut perdre entre 50 et 100 cc de sang. On sait que lorsque l'on donne du sang à la Croix-Rouge, il s'agit de 1 000 cc à la fois.

11- Q. La greffe donne-t-elle un résultat qui a l'allure naturelle?

R. Avec un bon choix de candidat, une bonne technique et un opérateur qui a le souci de l'esthétique, le résultat sera des plus satisfaisants, surpassé seulement par celui de Mère Nature.

12- Q. Combien peut coûter une greffe de cheveux?

R. Le prix peut varier selon les besoins du patient (le nombre de greffons nécessaires) et la clinique (certains médecins demandent plus que d'autres). En moyenne il en coûte entre 2 000 et 7 000 $.

13- Q. Est-ce que les assurances paient cette chirurgie?

R. Non, cette chirurgie n'est généralement pas couverte par les assurances, le tout étant considéré comme purement esthétique.

14- Q. Combien de séances faut-il pour terminer un traitement de greffes capillaires?

R. Il faut entre deux et cinq séances, selon l'étendue et la configuration de l'alopécie.

15- Q. À quel intervalle ont lieu les séances?

R. On attend entre six et huit semaines entre les deux premières séances. Par la suite, pour ma part, j'attends au moins quatre mois entre les suivantes. Ainsi les cheveux, qui mettent trois mois à pousser, seront bien en place et visibles et je pourrai utiliser les greffons ultérieurs à meilleur escient. Bien se rappeler qu'il ne sert à rien de trop se presser. Les résultats vont en souffrir, et ceci pour la vie.

16- Q. Peut-on transplanter des cheveux sur toute la tête?

R. Si l'étendue à greffer est très grande, il faudra y joindre des réductions (qui consistent à enlever des morceaux de peau dégarnie) pour pouvoir arriver à un résultat satisfaisant.

17- Q. Combien de jours de congé doit-on prendre pour chaque séance?

R. En principe, un seul jour de congé est nécessaire (le jour de l'opération). En pratique, cependant, et selon le genre de travail du patient, quelques jours supplémentaires pourraient être nécessaires s'il y a enflure et si l'on ne veut pas «se montrer» ainsi.

18- Q. Les femmes peuvent-elles recevoir des transplantations?

R. Certainement. Certaines femmes souffrent de calvitie comme les hommes. On peut corriger des zones dégarnies ou épaissir une zone trop mince. L'important est que la couronne soit suffisamment bien garnie.

19- Q. À quel âge peut-on commencer à recevoir des greffes?

R. Le plus tôt possible. Le fait de se faire greffer plus tôt présente un double avantage: l'opération sera plus facile à camoufler et, d'autre part, il semble que la chirurgie ralentisse la perte de ce qui reste.

À ce moment, par contre, un suivi s'impose pour pouvoir en rajouter si le besoin se faisait sentir dans les années suivantes.

20- Q. Y a-t-il des traitements contre la perte des cheveux?

R. Oui, certains médicaments ou traitements peuvent arrêter ou ralentir la perte des cheveux. Il faut consulter des médecins qui se spécialisent dans ce traitement et qui sont au fait des dernières données dans le domaine.

21- Q. Le minoxydil peut-il être de quelque utilité pour les femmes?

R. Le minoxydil, solution qui peut freiner la perte des cheveux et même amener une repousse, peut très bien être employé par les femmes.

22- Q. Que penser de la perte des cheveux chez les femmes lors de la ménopause?

R. Elle est due à une diminution de la production d'hormones femelles. Il existe des moyens d'y obvier.

23- Q. La pilule fait-elle perdre les cheveux?

R. Non, la pilule n'est pas la cause de la perte des cheveux.

24- Q. Une diète sévère fait-elle perdre les cheveux?

R. Oui, une diète sévère peut faire perdre des cheveux. Cependant il existe aussi des moyens d'y remédier. De plus cette perte est temporaire et réversible.

25- Q. Les colorants sont-ils dangereux?

R. Les colorants, et surtout les décolorants, doivent toujours être utilisés avec modération. De plus, si l'on a déjà un problème du cuir chevelu ou de perte abondante, il devient alors fort sage de consulter pour éviter une situation encore plus grave.

26- Q. **Que penser des gels et fixatifs?**

R. Ils sont généralement inoffensifs.

27- Q. **Qu'est-ce que la séborrhée?**

R. La séborrhée provient d'une trop grande sécrétion des glandes sébacées du cuir chevelu. Elle résulte en cheveux gras, pellicules, formation de croûte, démangeaisons, etc., selon le degré de l'atteinte.

28- Q. **Que faire pour combattre la séborrhée?**

R. Il faut d'abord éviter les shampooings avec détergents. D'autre part, il existe d'excellentes lotions et des traitements antiséborrhéiques.

29- Q. **Que penser des studios capillaires?**

R. Ils sont de qualité inégale. Certains sont très professionnels, d'autres sont plus commerçants que professionnels. En certains endroits, on offre des traitements qui peuvent être bénéfiques. On s'y occupe aussi des problèmes de séborrhée, et vous guide dans le choix d'une prothèse, etc.

30- Q. **Quelles sont les meilleures prothèses?**

R. Pour répondre à cette question, je vous réfère au dernier chapitre de ce livre.

LES LIGATURES ARTÉRIELLES

Voici un sujet controversé et que j'ai volontairement passé sous silence tout au long de ce livre.

Cependant comme c'est là un sujet encore discuté, j'ai joint en appendice à ce livre deux articles que j'ai déjà publiés et qui, je crois, peuvent éclairer le lecteur sur cette chirurgie lorsqu'elle sera approuvée par la Corporation professionnelle des médecins du Québec.

1- «Le bistouri au service des chauves», publié dans *Coup de peigne* et qui explique les bases de l'intervention.

2- «Évaluation des ligatures artérielles», publié dans une revue médicale et qui donne les résultats d'une étude que j'ai faite auprès des patients que j'ai opérés.

Il est important de noter ici que cette intervention est encore considérée expérimentale et que la Corporation professionnelle des médecins du Québec a déjà pris position à ce sujet, en demandant aux médecins de s'abstenir de la pratiquer. C'est pourquoi cette technique est actuellement discontinuée, et ce jusqu'à ce que des études scientifiques actuellement en cours ou en voie de l'être puissent être terminées pour démontrer clairement son efficacité à long terme. Ce jour-là, alors cette technique pourra être reprise et utilisée pour ceux qui le demandent.

1- LE BISTOURI AU SERVICE DES CHAUVES

Extraits d'une rencontre avec le docteur Robert Prescott, qui travaille à la Clinique médico-capillaire internationale et qui nous a entretenu d'un sujet intéressant: une opération pour prévenir la perte des cheveux. Il va sans dire que nous avions nombre de questions à lui poser.

Q. Dites-nous, docteur Prescott, en quoi consiste cette intervention que vous pratiquez pour empêcher les cheveux de tomber?

R.P. Cette chirurgie consiste à attacher quatre (4) petites artères du cuir chevelu (deux au niveau des favoris et deux à l'arrière de la tête). Cette opération est considérée comme mineure, prend tout au plus une heure et demie et est sans douleur aucune.

Q. Mais comment cela peut-il empêcher la perte des cheveux?

R.P. Il est bien admis maintenant que les cheveux tombent à cause de l'influence des hormones mâles. Cela n'est plus discuté scientifiquement.

En fait, les hormones mâles (qui existent en plus petite quantité chez la femme) font atrophier les follicules du dessus de la tête (les follicules sèchent progressivement) jusqu'à ce qu'ils deviennent trop petits pour former un poil. Or, ces hormones sont transportées par le sang. Vous comprenez alors facilement que si l'on coupe une partie de la circulation (en attachant certaines artères), on peut diminuer considérablement la quantité des hormones qui vont se rendre aux follicules et ainsi protéger ceux-ci.

Q. Depuis quand cette intervention est-elle pratiquée?

R.P. En Europe, sous l'influence du docteur Maréchal, que l'on pourrait appeler «le père des ligatures artérielles», de telles opérations se pratiquent depuis 30 ans. En Amérique et plus particulièrement au Québec, certains médecins pratiquent cette chirurgie depuis plus de 15 ans maintenant.

Q. Quelle sorte de résultats peut-on obtenir?

R.P. Certaines études publiées dans des revues médicales démontrent 80 pour cent de réussite. C'est vraiment excellent.

Q. En effet cela semble très beau. Mais n'y a-t-il aucune controverse au sujet de ces ligatures, dans le monde médical?

R.P. Oui cette controverse existe. De toute façon, rien n'est jamais absolu en médecine.

En fait, la controverse vient du fait que certains doutent, non pas de l'effet de l'opération, mais de la durée de son effet.

Q. Combien de temps cette opération fera-t-elle effet?

R.P. Disons que ces études ont démontré qu'après cinq ans, les effets persistaient encore. Et même s'il n'y a pas de preuve scientifique absolue pour le plus long terme, pour ma part, je crois que les effets durent beaucoup plus longtemps.

C'est aussi l'opinion de mes confrères qui pratiquent cette chirurgie depuis 10 ans et plus. C'est sur cette expérience clinique que je base ma croyance des résultats à long terme. D'ailleurs, cette chirurgie est de plus en plus utilisée aux États-Unis actuellement.

Q. Mais peut-il y avoir des effets secondaires?

R.P. Non. Il n'y a aucun effet secondaire. Il faut d'ailleurs se rappeler que les artères que nous attachons sont uniquement dans la peau et ne touchent en rien aux structures internes ou à l'intérieur de la tête. On ne diminue que la circulation de la peau du crâne.

De plus, comme la circulation sur la tête est une des plus importantes du corps humain, il en reste plus que suffisamment pour ses besoins.

Q. Est-ce que cette chirurgie est douloureuse?

R.P. Pas du tout. Nous procédons avec une petite anesthésie locale (gelé) qui enlève toute douleur possible. Il faut se rappeler que cette intervention est considérée comme mineure et ne touche que la peau.

Q. Est-ce que cette intervention laisse des cicatrices?

R.P. En arrière de la tête, comme la peau est plus épaisse, on fait des points plus gros et il peut en résulter une petite cicatrice qui, de toute façon, sera complètement camouflée par les cheveux.

En avant, on coupe dans les favoris pour bien cacher. De plus, on fait des points sous-cutanés (sous la peau), qui sont invisibles et ne laissent pas de traces, vu que la peau y est plus mince.

Q. À quel âge un patient devrait-il vous consulter?

R.P. Je dis toujours que le plus tôt est le mieux. En effet, comme cette opération vise à protéger les follicules, plus il y en a à protéger, meilleur sera le résultat à long terme pour le patient.

En d'autres mots, on ne peut protéger ce qui est déjà mort, et le plus tôt un patient décide de faire quelque chose pour sa perte de cheveux, le plus de chances il aura de «garder» ceux-ci.

Q. Docteur Prescott, y a-t-il des femmes qui se font faire cette chirurgie?

R.P. Oui, il y en a. La chose est beaucoup plus rare, mais comme vous le savez, certaines femmes, à causes des hormones mâles qu'elles sécrètent, peuvent perdre leurs cheveux sur le dessus de la tête et à divers degrés, sans pour cela devenir chauves, comme certains hommes. Cette chirurgie sera alors bénéfique pour elles. Les résultats chez les femmes sont excellents.

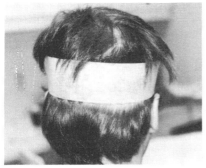
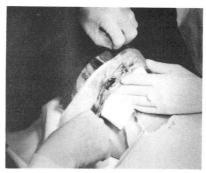

Préparation du patient   L'artère est attachée

ÉVALUATION DES LIGATURES ARTÉRIELLES SUPER-FICIELLES DU CUIR CHEVELU CHEZ DES PATIENTS SOUFFRANT D'ALOPÉCIE DE TYPE MÂLE

La présente étude a pour but l'évaluation des ligatures artériel-les superficielles temporales et occipitales chez des patients pré-sentant une alopécie de type mâle (hormonale) progressant depuis plus de 2 ans.

Méthode d'évaluation:

Nous avons rappelé tous les patients opérés depuis plus de 12 mois et avons évalué leur évolution de 4 façons:

1- Évaluation subjective du patient: amélioré, stable, détérioré.
2- Évaluation subjective de l'opérateur: amélioré, stable, détérioré.
3- Photos comparatives.
4- Trichogrammes: analyse de 30 bulbes, (10 en zone frontale, 10 en zone pariétale et 10 en zone occipitale), quant à leur état: phase catagène, phase anagène et phase télogène.

Échantillonnage:

Au total 22 patients ont pu être rejoints et se sont présentés au bureau pour évaluation. Aucun des patients ayant été opéré il y a plus de 12 mois et ayant pu être rejoint n'a été rejeté pour quelque raison que ce soit.

Tous ces patients étaient mâles, entre 21 et 45 ans et présentaient des degrés divers de calvitie, de légère à modérée (groupes I à V selon l'échelle modifiée de Hamilton).

Ces patients avaient été opérés dans une période de 12 à 25 mois précédant leur évaluation, pour une moyenne de 15.27 mois.

Résultats:

1- Évaluation du patient:
Se sont dis améliorés 7 patients, stables 11 et détériorés, 4.
Soit donc 81,8 % de bons résultats (voir tableau 1)

2- Évaluation de l'opérateur:
Patients améliorés 8, stables 10 et détériorés 4, pour 81,8 % de bons résultats (voir tableau 1)

À noter ici qu'un patient jugé détérioré par l'opérateur se disait stable et inversement un patient qui se disait détérioré a été jugé stable par l'opérateur.

3- Photos comparatives:
Les photos comparatives viennent corroborer l'évaluation subjective et nous montrent 18 patients non détériorés.

4- Trichogrammes:
Les trichogrammes ont pu être faits chez 17 patients, certains refusant de s'y prêter.

Les résultats sont les suivants: 23 % des bulbes en phase télogène, 20 % en phase catogène et 57 % en phase anagène (voir tableau 2). Ceci se compare à une population normale.

Conclusions:
Bien que cette évaluation n'a pas la prétention d'une étude strictement scientifique, elle nous apparaît indicative et rejoint les résultats déjà publiés par le Dr Maréchal (voir références note 1).

À notre avis elle appelle d'autres études et une évaluation plus poussée des ligatures des artères superficielles du cuir chevelu comme traitement préventif de la calvitie de type mâle.

Tableau 1

	Évaluation du patient	Évaluation de l'opérateur	%
Patients améliorés	7	8	81,8%
Stables	11	10	
Détériorés	4	4	18,2%
Total	22	22	100%

Tableau 2

	Nombre	Moyenne
Bulbes en phase télogène	3 à 63%	23,3%
Phase catagène	7 à 43%	19,8%
Phase anagène	17 à 87%	56,9%

Note I

Références:

1- Maréchal (R) — Nouveau traitement de l'alopécie séborrhéique: la ligature des vaisseaux temporaux superficiels. — Presse Médicale, 14 mars 1964, no 13.

2- Maréchal (R) — Problems of the capillaries (a pathogenical treatment of seborrheic alopecia performed by surgery) — European meeting of North American clin. Derm., Paris 1966.

3- Maréchal (R) — L'alopécie séborrhéique. Traitement chirurgical. — La Nouvelle Presse Médicale, Paris, 22 janvier 1972, no 4.

4- Maréchal (R), Mimoune (G), Navey (C.) et Toyon (J.) — L'alopécie séborrhéique et son traitement chirurgical — La Revue de Chirurgie Esthétique de Langue Française, no 2, tome I, juin 1975.

5- Maréchal (R) — New treatment for seborrheic alopecia: the ligature of the arteries of the scalp — Journal of the National Medical Association, vol. 69, no 10, 1977.